C.H.BECK WISSEN
in der Beck'schen Reihe

Die Neurodermitis, auch „atopisches Ekzem" genannt, ist eine besonders häufige Hauterkrankung, die oft bereits im Säuglingsalter auftritt. Ihre vielfältigen Symptome, vor allem der quälende Juckreiz, stellen eine außerordentliche Belastung für die Betroffenen und ihre Angehörigen dar. Glücklicherweise steht man heute der Krankheit nicht mehr hilflos gegenüber. Das Buch beschreibt Ursachen und Erscheinungsformen der Erkrankung, erläutert die wichtigsten therapeutischen Möglichkeiten und erklärt, was die Betroffenen selbst tun können, um eine deutliche Besserung ihres Zustandes zu erreichen.

Prof. Dr. Dr. *Johannes Ring*, Facharzt für Hautkrankheiten und Allergologe, ist Direktor der Klinik und Poliklinik für Dermatologie und Allergologie am Biederstein (Technische Universität München).

Dr. *Annette von Zumbusch* ist Fachärztin für Hautkrankheiten und Allergologin mit eigener Praxis in München.

Johannes Ring
Annette von Zumbusch

# NEURODERMITIS

Ursachen und Therapien

Verlag C. H. Beck

Mit zwei Abbildungen und vier Tabellen

Die Deutsche Bibliothek – CIP-Einheitsaufnahme

*Ring, Johannes:*
Neurodermitis : Ursachen und Therapien / Johannes
Ring ; Annette von Zumbusch. – Orig.-Ausg. –
München : Beck, 2000
 (C. H. Beck Wissen in der Beck'schen Reihe ; 2123)
ISBN 3 406 44723 6

Originalausgabe
ISBN 3 406 44723 6

Umschlagentwurf von Uwe Göbel, München
© C. H. Beck'sche Verlagsbuchhandlung (Oscar Beck), München 2000
Gesamtherstellung: C. H. Beck'sche Buchdruckerei, Nördlingen
Printed in Germany

# Inhalt

Einführung .................................. 9

1. Viele Namen für dieselbe Erkrankung ........... 11

2. Aufbau und Funktion der Haut ............... 14

3. Störungen der Neurodermitishaut.............. 17
   Hauttrockenheit ........................... 17
   Störungen vegetativer Hautfunktionen .......... 18
   Veränderte Keimbesiedlung .................. 18

4. Erscheinungsbilder der Neurodermitis
   und ihr Verlauf ........................... 20
   Juckreiz ................................. 20
   Wer erkrankt an Neurodermitis?............... 20
   Jahreszeitliche Abhängigkeit................. 21
   Klinische Formen der Neurodermitis........... 21
   Begleitende Krankheiten: Asthma, Heuschnupfen... 23
   Wie diagnostiziert der Hautarzt eine
   Neurodermitis? ........................... 24

5. Häufigkeit der Neurodermitis................. 25
   Wie häufig ist die Neurodermitis?.............. 25
   Eigene Untersuchungen .................... 27
   Unterschiede zwischen Ost- und Westdeutschland –
   Welchen Einfluß hat die Umwelt?.............. 28

6. Welche Rolle spielen Allergien? –
   Ein Ausflug in die Wissenschaft .............. 30
   Immunität ............................... 30
   Allergie und Atopie ........................ 30
   Immunantwort............................ 31
   IgE und Atopie ........................... 34

Allergietypen I–VI . . . . . . . . . . . . . . . . . . . . . . . . . 38
Diagnostik von Auslösefaktoren . . . . . . . . . . . . . . . 38
Allergologische Diagnostik . . . . . . . . . . . . . . . . . . . 39
Bedeutung von Allergien bei Neurodermitis . . . . . . . 47

7. Genetik versus Umwelt . . . . . . . . . . . . . . . . . . . . . 50
Berechnung der Erkrankungswahrscheinlichkeit . . . 50
Geburtsmonat . . . . . . . . . . . . . . . . . . . . . . . . . . . . . 51
Geschlecht . . . . . . . . . . . . . . . . . . . . . . . . . . . . . . . 51
Sozioökonomischer Status . . . . . . . . . . . . . . . . . . . 51
Umwelt . . . . . . . . . . . . . . . . . . . . . . . . . . . . . . . . . 52

8. Neurodermitis und Psyche . . . . . . . . . . . . . . . . . . 55
Somatisch-körperliche Faktoren . . . . . . . . . . . . . . . 56
Psychosomatische Faktoren . . . . . . . . . . . . . . . . . . 56
Neurodermitis bei Kindern – Familienstruktur und
elterlicher Erziehungsstil . . . . . . . . . . . . . . . . . . . . . 59

9. Behandlung . . . . . . . . . . . . . . . . . . . . . . . . . . . . . . 61
Gibt es eine ursächliche Behandlung? . . . . . . . . . . . 61
Das Vermeiden von auslösenden Faktoren . . . . . . . . 61
Dermatologische Basisbehandlung . . . . . . . . . . . . . 63
Therapie im akuten Schub . . . . . . . . . . . . . . . . . . . 64
Vom „Patienten-Management"
zum „Selbst-Management" –
Ein wichtiges Behandlungskonzept . . . . . . . . . . . . . 75
„Schulmedizin" und „Alternativmedizin" –
Ein Widerspruch? . . . . . . . . . . . . . . . . . . . . . . . . . . 76

10. Vorbeugung und Pflege . . . . . . . . . . . . . . . . . . . . . 86
Primärprävention . . . . . . . . . . . . . . . . . . . . . . . . . . 86
Sekundärprävention . . . . . . . . . . . . . . . . . . . . . . . . 89

11. Moderner „Westlicher Lebensstil" und Allergien –
Die „Urwaldhypothese" . . . . . . . . . . . . . . . . . . . . . 96

12. Mit Neurodermitis kann man leben! . . . . . . . . . . . 98

## Anhang

| | |
|---|---|
| Definition allergologisch relevanter Begriffe (Glossar) | 101 |
| Pollenflugkalender | 102 |
| Pollenassoziierte Nahrungsmittelallergene – Kreuzallergien | 103 |
| Lebensmittelzusatzstoffe und ihre E-Nummern | 105 |
| Inhalte von Schulungsprogrammen bei Neurodermitis (Auswahl) | 108 |
| Diätempfehlung bei Allergie gegen Hühnereiproteine | 109 |
| Diätempfehlung bei Allergie gegen Kuhmilcheiweiß | 113 |
| Ernährungsempfehlungen für Säuglinge und Kinder mit Neurodermitis | 116 |
| Adressen von Selbsthilfegruppen | 118 |
| Weiterführende Literatur | 119 |
| Register | 120 |

# Einführung

Hautkrankheiten beschäftigen die Menschen bereits seit Jahrtausenden, wie überlieferte Schriften aus der Antike und dem alten China zeigen. So enthält z.B. der berühmte ägyptische Papyrus Ebers auch Rezepturen zur Behandlung der erkrankten Haut.

Die Neurodermitis (atopisches Ekzem) ist eine der häufigsten Hautkrankheiten. Sie beginnt meist bereits in frühester Jugend und kann so die Persönlichkeitsentwicklung nachhaltig beeinflussen. Einer der ersten berühmten Patienten mit Neurodermitis dürfte der römische Kaiser Augustus gewesen sein. Wie die Geschichte gezeigt hat, machte er trotzdem – oder gerade deswegen? – „Karriere", ein Beispiel, das Betroffenen und Angehörigen Mut machen sollte.

Neben den körperlichen Belastungen durch die Hautkrankheit selbst – hier ist insbesondere der quälende Juckreiz zu nennen – wird das soziale Stigma, Angst der Umgebung vor Ansteckung und die ästhetische Entstellung als besonders quälend empfunden.

Das Thema ist aktuell, da die Krankheit an Häufigkeit zunimmt und wir in einer Zeit leben, in der größter Wert auf ein makelloses Aussehen gelegt wird; das Bedürfnis nach Schönheit und ewiger Jugend grenzt bisweilen an regelrechte Besessenheit. Für Menschen mit chronischen Hautkrankheiten sind diese Ansprüche der Gesellschaft sehr problematisch.

In den letzten Jahren hat die Dermatologie (Lehre von den Hautkrankheiten) große Fortschritte in der Erforschung der Ursachen der Neurodermitis gemacht. Wissenschaftliche Erkenntnisse gerade auf dem Gebiet der Immunologie und experimentellen Allergologie haben geholfen, Krankheitssymptome besser zu verstehen und neue Therapieansätze zu entwickeln. Zum Teil haben diese bereits Eingang in die tägliche Praxis gefunden.

Auf der Grundlage des aktuellen wissenschaftlichen Erkenntnisstandes wollen wir Ursachen, Verlauf, Behandlung und

Vorbeugung dieses unter vielen Bezeichnungen bekannten Krankheitsbildes bei Kindern und Erwachsenen erläutern und zeigen, daß die Neurodermitis kein unabwendbares Schicksal, sondern eine behandelbare Erkrankung ist.

# 1. Viele Namen für dieselbe Erkrankung

Ekzeme gehören zu den häufigsten Hauterkrankungen, sie betreffen ca. 5–10% der Bevölkerung. Ekzemkrankheiten sind keine Erscheinung der modernen Zivilisation, die Geschichte des Ekzembegriffs ist 2000 Jahre alt. Die erste Erwähnung des Wortes „Ekzem" dürfte im 3. Jahrhundert v. Chr. liegen. Richtig definiert hat das Wort Aetios von Amida im Sinne von „aufwallen, aufbrausen" (*ekzeo* = ich walle auf), was eigentlich ganz modern den Entzündungsvorgang in den oberen Hautschichten beschreibt.

Heute versteht man unter einem Ekzem eine nicht ansteckende Entzündung der Ober- und Lederhaut mit Juckreiz, Rötung, Knötchenbildung, Schuppung und Nässen meistens aufgrund einer Überempfindlichkeit der betroffenen Person. Ekzeme können natürlich ganz unterschiedlich stark ausgeprägt sein und unterschiedliche Ursachen haben.

Zur besseren Übersichtlichkeit kann man die Ekzemkrankheiten einteilen nach dem Aussehen der Hautveränderungen, den betroffenen Körperstellen, nach ihrem Verlauf und nach den Ursachen. Praktisch werden *akute* von *chronischen Ekzemen* unterschieden, also solche, die ganz plötzlich und erstmalig bei einem Menschen auftreten und meistens schnell wieder abheilen, von denen, die seit Jahren immer wieder auftreten und lang andauern. Daneben gibt es eine Anzahl besonderer Varianten.

Die beiden häufigsten Vertreter der Ekzemkrankheiten sind einerseits das *klassische Kontaktekzem*, z.B. hervorgerufen durch eine Allergie auf nickelhaltigen Modeschmuck oder als Folge starker Hautreizung nach langfristigem Kontakt mit Wasser oder anderen irritierenden Substanzen (Abnutzungsekzem), und andererseits die *Neurodermitis* (= atopisches oder endogenes Ekzem). Das heißt: Nicht alles, was rot ist und juckt, ist „Neurodermitis"! Die Haut kann zahlreiche Krankheiten entwickeln, die mit Juckreiz und Rötung einhergehen, jedoch ganz verschieden behandelt werden müssen. Die Diagnose sollte daher durch einen Hautarzt erfolgen.

Generationen von Dermatologen haben sich bis zum heutigen Tag nicht einigen können, welchen Namen die Erkrankung tragen soll, so daß viele Bezeichnungen nebeneinander existieren.

> **Viele Namen für dieselbe Krankheit**
> - Endogenes Ekzem
> - Atopische Dermatitis
> - Atopisches Ekzem
> - Neurodermitis atopica
> - Neurodermitis constitutionalis atopica
> - Prurigo Besnier

Im allgemeinen deutschen Sprachgebrauch wird die Bezeichnung „Neurodermitis" bevorzugt, da der schwere Juckreiz bei dieser Dermatose subjektiv oft im Vordergrund steht und außerdem eine Beeinflussung durch nervliche Faktoren möglich erscheint. Wissenschaftlich tätige Dermatologen bevorzugen hingegen den Begriff „atopisches Ekzem", weil er weder eine nicht bewiesene Ursache beinhaltet (hier: eine Nervenkrankheit), noch einen Auslösungsweg (von innen oder von außen) vorschreibt. Im amerikanischen dermatologischen Sprachraum schließlich wird der Begriff „Ekzem" oder „eczema" seltener benutzt, dort spricht man von „dermatitis", also von allgemeiner „Entzündung der Haut".

Der Begriff „Atopie" beschreibt eine vererbliche Überempfindlichkeit gegen verschiedene Stoffe der Umwelt und wird später näher erklärt (siehe Seite 31). An dieser Stelle sei nur soviel gesagt, daß „Atopie" einen entscheidenden und wissenschaftlich gesicherten Faktor für die Entstehung der Neurodermitis darstellt.

Die Häufigkeit der Neurodermitis hat in den letzten Jahrzehnten stark zugenommen, ohne daß die Ursachen für dieses Phänomen geklärt wären. Häufig wird die pauschale Ansicht vertreten, daß nur die verschmutzte Umwelt „an allem schuld" sei, was sicher nicht uneingeschränkt akzeptiert werden kann, obwohl Umweltfaktoren unzweifelhaft eine Rolle spielen. Die Zusammenhänge sind wesentlich komplizierter und nicht so einfach nachzuweisen. Wissenschaftliche Studien, die den Zusammenhang zwischen der Neurodermitis und Umweltfaktoren untersuchen, sind ungeheuer aufwendig.

# 2. Aufbau und Funktion der Haut

Zum tieferen Verständnis der Neurodermitis ist es wichtig, die Haut, ihren Aufbau und ihre Funktionen genauer zu betrachten.

Die Haut ist mit einer Größe von 1,5 bis 2,5 m² flächenmäßig das größte menschliche Organ überhaupt und stellt das Grenzorgan des Organismus gegenüber der Umwelt dar, weshalb Hautärzte besonders oft mit Fragen nach dem Einfluß von Umweltfaktoren auf die Gesundheit befaßt sind. Für manche Menschen ist es erstaunlich, daß die Haut als „Organ" bezeichnet wird. Eigentlich empfinden wir sie mehr als Hülle für die anderen Organe. Bei näherer Betrachtung wird jedoch klar, daß die Haut, die wir täglich „zu Markte tragen", ein sehr kompliziert aufgebautes Gebilde mit vielfältigen Funktionen ist. Es geht uns mehr „unter die Haut", als wir auf den ersten Blick glauben.

Die Haut schützt den Organismus vor Wind, Kälte und Sonne. Sie hält schädliche Substanzen und Parasiten ab. Sie sorgt dafür, daß die Temperatur im Körper so ist, daß alle notwendigen Stoffwechselvorgänge ungehindert ablaufen können. Über die Haut „begreifen" wir unsere Umwelt – manchmal schmerzhaft. Dichter haben die Haut oft als Spiegel unserer Seele beschrieben, was uns gelegentlich peinlich sein kann. Daneben ist die Haut wichtiger Bestandteil des Immunsystems.

> **Funktionen der Haut**
> - *Schutz* (physikalisch, chemisch und biologisch)
> - *Wärmeregulation* und Stoffaustausch
> - *Sinnesorgan* (Temperaturempfinden, Tastsinn, Schmerz, Juckreiz)
> - *Immunorgan*
> - *Ausdrucksorgan der Seele*

Wie Abbildung 1 zeigt, gliedert sich das Hautorgan von außen nach innen in die Oberhaut (Epidermis), Lederhaut (Dermis

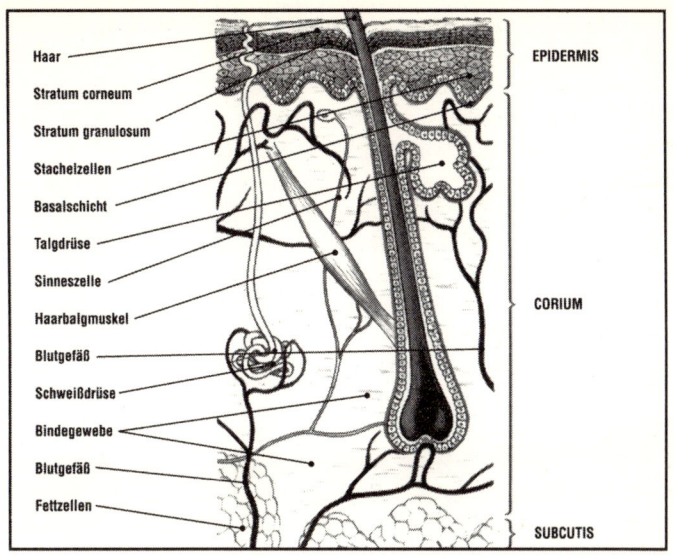

Abb. 1: Der Aufbau der Haut (aus: Borelli/Rakoski, 1992)

oder Corium) und Unterhaut (Subcutis). Die Oberhaut ist nicht an allen Stellen des Körpers gleich stark. Abhängig von ihrem Ort weist die Oberhaut eine Dicke von 0,014 bis 1,5 mm auf. Sie gliedert sich von innen nach außen betrachtet in vier Schichten:

- Stratum basale oder Stratum germinativum (Basalschicht),
- Stratum spinosum (Stachelzellschicht),
- Stratum granulosum (Körnerschicht),
- Stratum corneum (Hornschicht).

Das *Stratum corneum*, also die Hornschicht, bildet die äußerste Abgrenzung gegen die Umwelt. Dabei ist die Hornschicht nicht völlig undurchlässig. Über die Haut können Substanzen sowohl von außen in den Körper gelangen als auch verlassen. Diese teilweise Durchlässigkeit bezeichnet man als *Permeabilität*. Eine der Hauptfunktionen der Haut ist der Erhalt dieser sog. Permeabilitätsbarriere zwischen dem inneren Milieu des

Organismus und der Umwelt. Der Hornschicht fällt bei der Aufrechterhaltung dieser Barrierefunktion eine entscheidende Rolle zu. Sie ist also nicht etwa nur „abgestorbene Haut", wie oft angenommen wird, sondern stellt das Endprodukt des hochspezialisierten Vorganges der epidermalen Differenzierung dar. Während dieser Differenzierung teilen sich die Hautzellen nur in der untersten Zellschicht und wachsen von hier nach oben bzw. außen. Auf diesem Weg werden sie zunehmend flacher und verlieren dabei ihren Zellkern.

Die so gebildete Hornschicht besteht aus einer durchgehenden Lage kernloser Hautzellen, die in einer interzellulären Matrix, also einer Art Kittsubstanz, eingebettet sind.

Hauptbestandteil dieser Kittsubstanz sind spezielle Fette (sog. nichtpolare Lipide), hier vor allem die Ceramide.

Weiterhin finden sich in das Hautorgan eingebettet die Hautanhangsgebilde (sog. *Adnexe*). Das sind z.B. die Nägel, die Haaranlagen sowie Schweißdrüsen und Talgdrüsen. Schweißdrüsen dienen der Wärmeregulation und finden sich auf der gesamten Haut; besonders dicht stehen sie am Kopf, an Handflächen und Fußsohlen.

Neben diesen eher naheliegenden Funktionen ist häufig nicht bekannt, daß die Haut auch ein Immunorgan ist. Träger dieser Funktion sind neben den hornbildenden Hautzellen (Keratinozyten) selbst die sich fein verästelnden sog. Langerhans-Zellen in der Oberhaut. Langerhans-Zellen entstehen aus besonderen Blutzellen, den Monozyten, die aus dem Knochenmark in die Haut einwandern und sich dort zu Langerhans-Zellen differenzieren. Sie spielen bei der Entstehung von Allergien eine wesentliche Rolle, auf die noch näher eingegangen wird, da sie in der Lage sind, Fremdstoffe bzw. Allergene (allergieauslösende Stoffe) zu erkennen und so zu verändern, daß das Immunsystem diese Substanzen erkennen und in möglichst geeigneter Weise darauf reagieren kann.

# 3. Störungen der Neurodermitishaut

Bei der Neurodermitis finden sich eine Vielzahl charakteristischer Funktionsstörungen; die wichtigsten wollen wir kurz darstellen.

## Hauttrockenheit

Die Neurodermitishaut ist trocken. Das ist fast schon eine banale Feststellung. Die Hauttrockenheit äußert sich durch eine verstärkte Rauhigkeit und Schuppung und führt zu einer gestörten Barrierefunktion. Das heißt, daß die Neurodermitishaut zuviel Feuchtigkeit verliert und deshalb auch zuwenig Feuchtigkeit enthält, was man mit bestimmten Methoden messen kann. Durch die gestörte Hautbarriere können Umweltstoffe, die nicht grundsätzlich schädlich sein müssen, leichter die irritierte Haut durchdringen. Neben der verminderten Feuchtigkeits-Speicherfähigkeit der Neurodermitishaut läßt sich eine Verminderung spezieller Hautfette, insbesondere der sog. Ceramide, nachweisen. Alle diese Veränderungen zeigen sich bereits in der nicht akut entzündeten und klinisch gesund erscheinenden Haut von Menschen mit Neurodermitis, sind im Falle der akuten Entzündung jedoch wesentlich stärker ausgeprägt. Der Begriff „Trockenheit" kann sich sowohl auf mangelnde Fettigkeit als auch auf mangelnde Feuchtigkeit der Haut beziehen. Meistens liegt beides vor und bedingt sich interessanterweise geradezu gegenseitig. Vor allem den Hautfetten und hier besonders den Ceramiden wird in letzter Zeit vermehrte Aufmerksamkeit zuteil, da sie die Funktion eines Botenstoffes in der Zelle erfüllen können und ihnen zahlreiche Effekte im Bereich der Differenzierung der Zellen, des programmierten Zelluntergangs und der Regulation des Zellzyklus zugeschrieben werden.

Während manche Autoren die „trockene Haut" als eine genetisch bedingte Eigenschaft von Menschen mit Neurodermitis betrachten, weisen andere sehr richtig auf die variable Natur dieser Trockenheit hin, die sich bei vielen Patienten im Verlauf ihrer Erkrankung sehr schnell ändern kann. Eine bestechende Hypothese betrachtet die „Trockenheit der Haut" lediglich als Folge einer nicht klinisch sichtbaren Entzündung.

**Störungen vegetativer Hautfunktionen**

Unter dem vegetativen Nervensystem versteht man den Teil des Nervensystems, der automatisch ablaufende Vorgänge im Körper reguliert, sich also der direkten willentlichen Beeinflussung normalerweise entzieht. Durch das vegetative Nervensystem werden z. B. die Weite der Blutgefäße, die Aktivität der Schweißdrüsen, die Verdauungsvorgänge usw. geregelt. Bei Menschen mit Veranlagung zur Neurodermitis wird unter anderem eine angeborene Störung dieses komplizierten Regulationssystems angenommen. Der Mechanismus der Regulationsstörung im vegetativen Nervensystem ist bis heute nicht vollständig verstanden. Man weiß, daß Nervenzellen Botenstoffe, sogenannte *Neurotransmitter*, in die Blutbahn oder ins Gewebe ausschütten. Die Bedeutung und Wirkung dieser Botenstoffe ist nicht genau bekannt, man vermutet hier aber eine Wirkung auf die Blutgefäße und auf in der Blutbahn befindliche Zellen, die ein wichtiger Bestandteil des Immunsystems sind. Der genaue Ablauf dieser komplizierten „Dialoge" ist bisher nicht im Detail erforscht. Die Übertrager der Informationen, die sogenannten Mediatoren (Botenstoffe), sind z. B. Histamin und Leukotriene. Diese haben vielfältige Wirkungen auf Gefäße, Muskel-, Drüsen- und Gewebszellen. Auf der Ebene der Neurotransmitter kann man vielleicht eines Tages den Zusammenhang zwischen Hauterscheinungen und seelischen Zuständen, der Psyche, erklären; hierzu ist aber noch sehr wenig Gesichertes bekannt.

**Veränderte Keimbesiedlung**

Unsere Umwelt und damit auch unsere Haut ist besiedelt von einer Vielzahl unterschiedlichster Bakterien und Pilze (sog.

Keime). Nicht alle Keime sind grundsätzlich schädlich, und unser Immunsystem kommt im allgemeinen mit der uns umgebenden „Flora und Fauna" recht gut aus. Es gibt jedoch Situationen, in denen das Gleichgewicht der Keime auf unserer Haut gestört ist und es einzelnen Keimen gelingt, sich unverhältnismäßig zu vermehren und andere zu verdrängen. Diese Zustände können dann krank machen und die Neurodermitis verschlechtern. Die Hautflora von Patienten mit Neurodermitis unterscheidet sich vor allem in der Besiedelung mit dem Eitererreger *Staphylococcus aureus*, der bei über 90 % der Patienten der vorherrschende Hautkeim ist und dessen Keimzahlen abhängig vom akuten Krankheitsbild der Hautveränderungen zunehmen. Auch für den Hefepilz *Pityrosporum ovale* wird ein pathogenetischer Zusammenhang mit der Neurodermitis diskutiert. Es kann daher im Einzelfall notwendig sein, diese Keime entweder von außen oder sogar von innen mit sog. Antibiotika zu bekämpfen. Der Einsatz sollte aber vom Hautarzt kontrolliert werden.

---

**Veränderungen atopischer Haut**
- Störung der Barrierefunktion
- Erhöhung des Wasserverlustes durch die Haut (des transepidermalen Wasserverlustes)
- Erniedrigung der Wachstumsgeschwindigkeit und Größe der Talgdrüsen
- Störung vegetativer Hautfunktionen (Schweißbildung, Temperaturregelung, Hautdurchblutung)
- Störung der Bildung spezieller Hautfette
- Veränderte Keimbesiedelung
- Vermehrte Rauhigkeit

# 4. Erscheinungsbilder der Neurodermitis und ihr Verlauf

## Juckreiz

Charakteristisch für die Neurodermitis ist der oft überaus starke und quälende Juckreiz. Dieser kann chronisch oder chronisch rückfällig auftreten. Viele Dermatologen halten den Juckreiz für den wichtigsten Faktor bei der Neurodermitis und verstehen die Entzündung der Haut als Folgereaktion auf das Kratzen. Diese Meinung wird nicht grundsätzlich von allen Wissenschaftlern geteilt, dennoch ist unbestritten, daß der Juckreiz in jeder Phase der Erkrankung eine wichtige Rolle spielt. Viele therapeutische Ansätze zielen deshalb auf die Behebung des Juckreizes. Der Juckreiz kann die Lebensqualität erheblich beeinträchtigen und hat die „Leidensqualität" von Schmerz, darauf müssen wir Mediziner als „Anwälte" unserer Patienten in der Gesellschaft immer wieder hinweisen.

Die wichtigste Maßnahme zur Behebung des Juckreizes besteht in der Behandlung der Hautentzündung. Sie kann äußerlich erfolgen mit Salbenzubereitungen, die z.B. örtlich wirkende Betäubungsmittel (Lokalanästhetika) enthalten. Innerlich, in Form von Tabletten oder Tropfen, sind antiallergische Medikamente wirksam, in schlimmen Fällen können sogar zentral wirkende Arzneimittel, sog. Psychopharmaka, erforderlich sein. Zusätzlich werden psychotherapeutische Entspannungsmethoden wirkungsvoll eingesetzt, zumal die subjektive Empfindung des Juckreizes stark von der jeweiligen psychischen Verfassung abhängt.

## Wer erkrankt an Neurodermitis?

Die Neurodermitis zeigt sich oft bereits in den ersten Lebensmonaten als Milchschorf. Studien haben gezeigt, daß die ersten typischen Hautveränderungen bei 57% der betroffenen Menschen vor dem ersten und bei 87% vor dem sechsten Lebensjahr auftraten. Weniger als 5% der Patienten entwickeln erst nach dem 20. Lebensjahr erste Hautveränderungen. Prinzipiell kann die Erkrankung jedoch in jedem Lebensalter erstmals auftreten. Im Einzelfall ist es sehr schwierig, den Verlauf vorherzusehen. Grundsätzlich ist sowohl ein Chronischwerden als auch eine vollständige Ausheilung zu jedem Zeitpunkt der Erkrankung möglich. In Studien, die Ekzempatienten 13–25 Jahre nach dem ersten Auftreten von Hautveränderungen klinisch nachuntersucht haben, litten nach Jahren noch 44 %–83 % unter der Erkrankung.

**Jahreszeitliche Abhängigkeit**

56 %–92 % von Neurodermitikern stellen im Verlauf ihrer Erkrankung eine Abhängigkeit ihres Gesundheitszustandes von der Jahreszeit fest. 48 %–65 % berichten über eine regelmäßige Verschlechterung in den Wintermonaten. Vielfach wird die Intensität der ultravioletten (UV-)Bestrahlung als erklärender Faktor angesehen, hier scheint sich die Sonnenbestrahlung oder häufigeres Lüften und Aufenthalt im Freien günstig auf den Hautzustand auszuwirken. Es gibt allerdings auch eine Gruppe von Patienten, deren Ekzem sich im Frühling und Sommer verschlechtert. Inwieweit in diesen Fällen andere Faktoren als das Sonnenlicht (z. B. Pollenflug) eine Rolle spielen, wird noch erforscht.

**Klinische Formen der Neurodermitis**

Entsprechend dem phasenhaften Verlauf der Erkrankung wurden wissenschaftlich über 10 verschiedene Verlaufsformen beschrieben. Diese zu kennen, sollte man dem Dermatologen überlassen. Am wichtigsten sind folgende Formen:

Milchschorf

Besonders häufig beginnt die Krankheit im Kindesalter, vielfach bereits bei Säuglingen als sog. „Milchschorf". Dieser hat nichts mit Milch-Allergie zu tun. Vielmehr beschreibt der Name die Ähnlichkeit der Hautveränderung mit angebrannter Milch. Krankheitssymptome der Neurodermitis entstehen im Gegensatz zu anderen Ekzemformen bei Kindern oft erst nach dem 2. Lebensmonat, sind also nicht von Geburt an nachweisbar.

Bei Säuglingen sind bevorzugt die Streckseiten von Armen und Beinen und das Gesicht befallen. Hierbei zeigen sich meistens nässende, eher „saftig" erscheinende Ekzemherde, die sich flächig ausbreiten können und nicht selten zusätzlich mit Bakterien oder Viren infiziert sind (Superinfektion). Gerade die Superinfektion mit Herpesviren stellt eine gefährliche Komplikation dar, die vom sog. *Ekzema herpeticatum*, so nennt man den ausgedehnten Befall mit an „Fieberbläschen" erinnernden Veränderungen auf den Ekzemherden, bis hin zur gefährlichen Hirnhautentzündung führen kann und intensiv behandlungsbedürftig ist.


Beugenekzeme

Bei älteren Kindern bis ins Erwachsenenalter konzentriert sich die Neurodermitis mehr auf die großen Gelenkbeugen, Hände, Hals und Nacken. Bei Kindern und Jugendlichen ist die Neurodermitis häufig sehr entzündlich, im Laufe der Jahre wird das Ekzem dann oft trockener. Besonders bei älteren Menschen zeigt die Haut eine baumrindenartige Vergröberung, Verdickung und Trockenheit, eine sogenannte *Lichenifikation*. Die Erkrankungsschübe sind häufig rückfällig, wobei manchmal auslösende Schädigungen, sog. Provokationsfaktoren, erkennbar sind. Tendenziell werden die Schübe jedoch mit zunehmendem Alter milder, so daß ein großer Teil der Kinder bis zur Pubertät keine oder nur noch milde Hauterscheinungen hat. Allerdings können „Schübe" später unter bestimmten Bedingungen erneut auftreten.


Prurigoform

Diese stellt eine Sonderform dar, die besonders bei Erwachsenen auftritt. Es zeigen sich am ganzen Körper stark zerkratzte

Knoten. Die Diagnose ist oft nicht einfach zu stellen, gerade wenn es sich um einen sogenannten späten Erstbefall mit der Neurodermitis handelt, d.h. die Erkrankung erst beim Erwachsenen erstmals auftritt. Neben den klassischen Erscheinungsformen kommen auch sog. Minimalformen der Neurodermitis vor, z.B. Lippenekzem oder Einrisse unter den Ohrläppchen. Nicht selten sind isolierte Handekzeme die einzige Erscheinungsform der Neurodermitis.

### Begleitende Krankheiten: Asthma und Heuschnupfen

Häufig tritt die Neurodermitis gemeinsam mit Heuschnupfen und/oder allergischem Asthma bei ein und demselben Patienten auf. Dieses Zusammentreffen wird als „atopischer Symptomkomplex" bezeichnet. In manchen Fällen findet man bei Familienangehörigen von Neurodermitiskranken eines oder gar alle dieser Symptome. Der Hautarzt wird deshalb zur Sicherung der Diagnose „Neurodermitis" auch immer nach Asthma oder Heuschnupfen beim Patienten selbst oder seinen Angehörigen fragen. Die Begriffe „Atopie" und „Allergie" werden wir später noch näher erklären (s. S. 30f.).

---

**Atopische Stigmata**
- Trockene Haut = Sebostase
- Vertiefte, bizarre Handlinien = Ichthyosis-Hände und -Füße
- Geradlinige Furchen der Fingerkuppen
- Doppelte Unterlidfalte = Dennie-Morgan-Atopie-Falte
- Lichtung der seitlichen Augenbrauen = Hertoghe-Zeichen
- Pelzkappenartiger Haaransatz
- Gesichtsblässe mit Schatten im Bereich der Augen („übernächtigtes" Aussehen)
- Weiße Hautschrift = weißer Dermographismus

---

Festzuhalten ist, daß es kein hundertprozentiges klinisches Zeichen oder einen unverrückbar gültigen Labormarker für die

Diagnose einer Neurodermitis gibt. Vielmehr muß zur Diagnosestellung der ganze Mensch mit allen klinischen Zeichen und Laborveränderungen betrachtet werden, bevor die Diagnose „Neurodermitis" als gesichert gelten kann. Hierbei helfen bestimmte Merkmale, die auch als „Stigmata der Atopie" bezeichnet werden. Wenn der Dermatologe von sog. „Stigmata der Atopie" spricht, meint er charakteristische Zeichen an der Haut ohne eigentlichen Krankheitswert, die überwiegend bei Menschen mit Neurodermitis vorkommen oder auf eine Neigung zu allergischen Erkrankungen hinweisen.

**Wie diagnostiziert der Hautarzt eine Neurodermitis?**

Prinzipiell wird die Diagnose klinisch-dermatologisch gestellt, und zwar aufgrund des alterstypischen Erscheinungsbildes des Ekzems, der charakteristischen Verteilung der Ekzemherde am Körper, des Verlaufes und der bereits erwähnten sog. Stigmata. Darüber hinaus ist die Feststellung anderer sog. atopischer Erkrankungen wie Asthma und Heuschnupfen wichtig sowie der Nachweis von Hautallergien und bestimmten Immunmarkern im Blut. Ein weiteres wichtiges Kriterium ist das Ergebnis der Untersuchung von Eltern und Geschwistern im Hinblick auf die oben genannten Zeichen und Erkrankungen.

# 5. Häufigkeit der Neurodermitis

## Wie häufig ist die Neurodermitis?

Die Neurodermitis stellt die häufigste chronisch-entzündliche Dermatose (Hautkrankheit) im Kindesalter dar; es gibt starke Anhaltspunkte dafür, daß die Häufigkeit atopischer Erkrankungen (Neurodermitis, Heuschnupfen, allergisches Asthma) deutlich zugenommen hat.

Eine genaue Häufigkeitsangabe ist schwierig, da es hierzu nur wenige Studien gibt. Dennoch ist gerade die Frage nach der Häufigkeit und Häufigkeitszunahme der Erkrankung von besonderem wissenschaftlichen und politischen Interesse. Schätzungen zufolge sind ca. 3 % der Erwachsenen und 12 % der Vorschulkinder betroffen, die Angaben variieren für die Allgemeinbevölkerung zwischen 1 % und 25 %.

In der frühen internationalen Literatur finden sich in den Jahren 1939–64 vereinzelt Angaben zur Häufigkeit von Ekzemerkrankungen, ermittelt durch Stichproben unter der Allgemeinbevölkerung. In zahlreichen Einzelberichten der internationalen Literatur der achtziger und neunziger Jahre wurden Häufigkeitsangaben von bis zu 25 % für fragebogengestützte Analysen und bis zu 11,5 % für dermatologisch untersuchte Kollektive gemacht. Die Ursache für diese unterschiedlichen Zahlen besteht unter anderem darin, daß es keine eindeutige Größe gibt, die unzweifelhaft die Diagnose Neurodermitis sichert. Wie bereits dargestellt, sind es immer verschiedene Teilaspekte, die am Ende zur Diagnose führen. Es ist daher nicht verwunderlich, daß in wissenschaftlichen Untersuchungen, insbesondere wenn man die Werte aus unterschiedlichen Ländern vergleicht und nur Fragebogenangaben verwendet, die Häufigkeitszahlen streuen.

Trotz der international sehr unterschiedlichen Zahlenangaben ist unzweifelhaft, daß die Häufigkeit der Neurodermitis in den letzten Jahrzehnten dramatisch angestiegen ist. In einigen Studien aus England, Dänemark und der Schweiz wurden unter Anwendung gleicher methodischer Verfahren über einen längeren Zeitraum (eine Dekade und länger) Untersuchungen durchgeführt, um Aussagen zur Häufigkeitsveränderung machen zu können. Alle Studien weisen eine deutliche und überwiegend auch signifikante ( d.h. statistisch gültige) Zunahme der Neurodermitis aus. Die teilweise beträchtlichen regionalen Unterschiede sind bei näherer Betrachtung oft methodisch bedingt, so daß direkte Vergleiche nur schwer möglich sind. Hier besteht ein hoher Forschungsbedarf.

Tab. 1: Häufigkeit der Neurodermitis in Deutschland (chronologisch)

| Autoren | Jahr | Methode | Anzahl | in % |
|---|---|---|---|---|
| Eigene Ergebnisse | 1988–89 | U | 988 | 8,3 |
| Kunz (et al.) | 1989–91 | | | |
| Schäfer (et al.) | 1991 | U | 1086 | 12,9 |
| v. Mutius | 1991 | F | 6665 | 19,7 |
| | 1992 | F | 6081 | 13,0–13,9 |
| Kühr | 1992 | F | 1376 | 17,3 |
| Buser | 1993 | F | 4651 | 11,8 |

Tab. 2: Häufigkeit der Neurodermitis in internationalen Studien (chronologisch)

| Autoren | Jahr | Land | Methode | Anzahl | in % |
|---|---|---|---|---|---|
| Service WC | 1939 | USA | F | 3141 | 2,9 |
| Erisson-Lihr | 1995 | Finnland | F | 48325 | 3,0 |
| Walker & Warin | 1956 | UK | F | 1024 | 3,1 |
| Brereton | 1959 | UK | F | 4006 | 1,1 |
| Freemann & Johnson | 1964 | USA | F | 2627 | 1,4 |
| Schultz-Larsson | 1980 | Schweden | U | 8298 | 3,0 |
| Engbak | 1982 | Dänemark | F | 4400 | 9,7 |
| Fergusson | 1982 | Neuseeland | KA | 11435 | 20,4 |
| Skarpass | 1985 | Norwegen | F | 1772 | 8,1 |
| Storm | 1986 | Dänemark | F | 1210 | 8,9 |

F = Fragebogen; U = Untersuchung; KA = keine Angabe

## Eigene Untersuchungen

Epidemiologische Studien beschäftigen sich mit der Häufigkeit und Verteilung von Krankheiten in der Bevölkerung. Wir hatten Gelegenheit, seit Ende der achtziger Jahre epidemiologische Studien zu Allergien und Neurodermitis in verschiedenen Teilen Deutschlands (Bayern, Nordrhein-Westfalen, Hamburg, Sachsen, Sachsen-Anhalt) durchzuführen. Dabei wurden die Studienteilnehmer von Mitarbeitern einer Dermatologischen Universitätsklinik hautärztlich untersucht und insbesondere eine aktuell vorhandene Neurodermitis qualitativ und quantitativ, d.h. nach der Art der Hautveränderungen und der Ausbreitung auf der Körperoberfläche, beurteilt. Zusätzlich dienten Fragebogenangaben zur Erfassung der Vorgeschichte im Hinblick auf andere atopische Erkrankungen sowie möglicherweise relevante Einflußfaktoren.

Aus den Jahren 1989–91 ergaben sich Häufigkeiten für die Neurodermitis bei 988 untersuchten 5–6jährigen Vorschulkindern von 8,3 %, während die Mütter bzw. Väter dieser Kinder nur in 4,1 % bzw. 2,5 % betroffen waren. Das bedeutet, daß im Vergleich zur Generation ihrer Eltern mehr als doppelt so viele Kinder an Neurodermitis und/oder Heuschnupfen und Asthma litten.

Zwischen Herbst 1991 und Frühjahr 1992 untersuchten wir in einer umweltepidemiologischen Studie in Hamburg 739 Personen. In der Gesamtgruppe ließ sich zum Untersuchungszeitpunkt bei 3,4 % eine Neurodermitis diagnostizieren. Dabei war die Erkrankung bei den Kindern (unter 14 Jahren) deutlich häufiger (10,2 %) als bei den Erwachsenen (2,3 %).

Die Ursachen für die beschriebene Zunahme der Neurodermitis-Häufigkeit in der Bevölkerung sind vielfältig und nur teilweise verstanden. Derzeit werden zur Beantwortung dieser Frage sowohl wissenschaftlich als auch politisch große Anstrengungen unternommen. Die genetischen Konstellationen dürften sich in den letzten 20–30 Jahren in den verschiedenen Ländern nicht so wesentlich geändert haben, daß dies die beobachteten Unterschiede in der Häufigkeit allergischer

Erkrankungen erklären könnte. Die Frage nach der Bedeutung der Umwelt stellt in diesem Zusammenhang ein hochaktuelles Forschungsgebiet dar. Wissenschaftlich gesehen muß man sich aber vor voreiligen und tendenziösen Schlüssen hüten, vorrangig ist das Verständnis der zugrundeliegenden Mechanismen.

Dennoch gibt es Hinweise darauf, daß die Umwelt zumindest eine Teilursache für die Häufigkeitszunahme der Neurodermitis darstellt. „Umwelt" umfaßt dabei Nahrung, Kleidung und Luft im Außen- und Innenraum, also den Kontakt sowohl mit Autoabgasen als auch mit dem Zigarettenrauch der Eltern! (s.a. S. 50ff.)

## Unterschiede zwischen Ost- und Westdeutschland – Welchen Einfluß hat die Umwelt?

Die Wiedervereinigung Deutschlands brachte die Chance, den Einfluß von Umweltfaktoren auf eine genetisch vergleichbare Bevölkerung zu untersuchen. Im Jahr 1991 war die Belastung durch bestimmte Umweltschadstoffe im Gebiet der ehemaligen DDR zum einen deutlich höher und zum anderen von anderer Qualität als in Westdeutschland.

Im Osten waren überwiegend grobe staubförmige Luftschadstoffe und Schwefeldioxid ($SO_2$) nachweisbar. Dieser Luftverschmutzungstyp (Typ I nach Behrendt) entsteht meist durch die Verbrennung fossiler Brennstoffe zur Energiegewinnung und war in Westdeutschland in den 50er Jahren verbreitet. Im Westen fand man 1991 vor allem Stickoxide ($NO_x$) und flüchtige organische Substanzen. Die erhöhte Konzentration von Stickoxiden, flüchtigen organischen Substanzen und Ozon gilt als „moderner" Luftverschmutzungstyp (Typ II) und wird hauptsächlich durch photochemische Veränderungen von Autoabgasen hervorgerufen. Die Ergebnisse waren unerwartet und teilweise widersprüchlich: die Gesamthäufigkeit allergischer Erkrankungen war in Ostdeutschland trotz eher höherer Luftverschmutzung geringer als in Westdeutschland. Eine Untersuchung an Vorschulkindern zeigte, daß diese im Westen häufiger an allergischen Atemwegserkrankungen litten. Demgegenüber trat die Neurodermitis in Ostdeutschland häufiger auf als im Westen.

Die Anzahl der Neurodermitis-Kranken bei 1086 untersuchten 5–6jährigen Vorschulkindern in Ost- und Westdeutschland lag insgesamt bei 12,9 %, die Erkrankung wurde in Ostdeutschland jedoch deutlich häufiger (17,5 %) als in westdeutschen Regionen diagnostiziert. Die IgE-Werte lagen bei Kindern im Osten deutlich über denen der Kinder im Westen, die Ursachen für die beobachteten Unterschiede zwischen Ost- und Westdeutschland sind nicht bekannt.

Unter den Umweltschadstoffen sind die Luftschadstoffe von besonderem Interesse. Die Bedeutung von Luftschadstoffen für die Entstehung und Unterhaltung eines sog. hyperreagiblen, also überempfindlichen Bronchialsystems sowie von entzündlichen Erkrankungen der oberen Luftwege und die Entwicklung von Allergien ist in vielen experimentellen Studien belegt und auch nicht schwer zu verstehen, da beim Atmen die Schadstoffe in direkten Kontakt mit der Lunge kommen. So konnte unter anderem für Dieselruß und andere Luftpartikel, für Schwefeldioxid, Stickstoffdioxid, Ozon und Tabakrauch gezeigt werden, daß diese Substanzen im Sinne eines sog. Adjuvans, also eines Hilfsstoffes, die Entstehung einer Allergie z. B. gegen Pollenkörner erleichtern und begünstigen. Bei diesen Formen der Allergie ist das Immunglobulin E (IgE) beteiligt; dieses ist im Blut meßbar (vgl. hierzu Kap. 6).

Auch für die Entwicklung der Neurodermitis, die ja nicht zwangsläufig mit Atemwegsallergien einhergehen muß, ist ein Einfluß von Luftschadstoffen über die soeben geschilderte Erhöhung von IgE denkbar, welche auch bei der Neurodermitis in den meisten Fällen nachweisbar ist.

# 6. Welche Rolle spielen Allergien? – Ein Ausflug in die Wissenschaft

## Immunität

Immunität ist die Fähigkeit des Organismus, eine als fremd erkannte Substanz ohne pathologische, also krankmachende Reaktion unschädlich zu machen. Dieser Vorgang ist ungeheuer kompliziert. Er setzt zunächst einmal die Fähigkeit der kleinsten Baueinheiten des Körpers, der Zellen, voraus, Substanzen als fremd zu erkennen. Weiterhin müssen die Zellen das fremde Material zerstören, oder sie müssen Botenstoffe ausschütten, die dazu in der Lage sind, ohne den Gesamtorganismus zu schädigen. Der Wissenschaftszweig, der sich mit den zugrundeliegenden Mechanismen der Immunität – der Unterscheidung von „selbst" und „fremd" – beschäftigt, ist die Immunologie.

Es versteht sich von selbst, daß der Organismus körpereigenes Material nicht angreifen darf. Diese spezifische Nicht-Reaktivität des Immunsystems gegenüber körpereigenen Strukturen bezeichnet man als *Toleranz*. Es gibt eine Gruppe von Erkrankungen, bei denen genau dieser Mechanismus defekt ist und sich die körpereigene Abwehr gegen eigene Körperbestandteile richtet. Diese Erkrankungen werden unter dem Oberbegriff der „Autoimmunerkrankungen" beschrieben und stellen nur eine spezielle Form eines Defektes der Immunität dar; es gibt jedoch noch viele andere.

## Allergie und Atopie

Allergien sind „in". Der Begriff „Allergie" ist heute kein Fremdwort mehr, er geht Ärzten und Patienten gleichermaßen leicht über die Lippen. Dabei werden Allergien in der Bevölkerung und auch in medizinischen Fachkreisen immer noch häufig falsch eingeschätzt. Der Mittelweg zwischen der Bewertung von Allergien als „Modekrankheit" zur Beschreibung jedweder Befindlichkeitsstörung einerseits und der Bagatellisierung echter allergischer Erkrankungen andererseits ist in der Praxis schwer zu gehen. In jedem Fall ist die Gleichsetzung von „Allergie" mit jeder juckenden Hautveränderung falsch.

Grundsätzlich verstehen wir unter „Allergie" eine spezifische übersteigerte Reaktion des körpereigenen Abwehrsystems, also der Immunität, auf bestimmte natürliche oder künstliche Stoffe aus der Umgebung, die zur Krankheit führt.

Unter Atopie (von griech. a-topos = falsch plaziert) verstehen wir eine familiär auftretende Neigung zur Entwicklung bestimmter Krankheiten, die oft mit Allergien verbunden sind:

- allergisches Asthma bronchiale,
- allergische Rhinokonjunktivitis
  (Heuschnupfen und Bindehautentzündung),
- atopisches Ekzem oder Neurodermitis.

Diese Krankheiten entstehen auf dem Boden einer Überempfindlichkeit von Haut und Schleimhäuten gegen Umweltstoffe, verbunden mit erhöhter IgE-Bildung und/oder veränderter unspezifischer Reaktivität. Die Atopie ist teilweise immunologisch bedingt, es gibt aber auch wichtige nichtimmunologische Faktoren.

Atopie und Allergie sind nicht dasselbe, und bereits an dieser Stelle muß betont werden, auch wenn das möglicherweise als Haarspalterei wirkt, daß die Neurodermitis *keine* Allergie ist. Die Neurodermitis ist aber sehr oft mit Allergien vergesellschaftet.

Allergische Erkrankungen sind immunologisch bedingt. Deshalb ist ein kurzer Blick auf das normale Immunsystem des Menschen notwendig, damit die Mechanismen krankmachender Immunreaktionen verständlich werden. Träger der Immunreaktionen sind die ca. $10^{12}$ Lymphozyten, einer Untergruppe von weißen Blutkörperchen. Sie sind die „Soldaten" des Körpers.

## Immunantwort

Im Verlauf der Reifung der Lymphozyten müssen wir verschiedene Populationen (Untergruppen) von Lymphozyten unterscheiden. Zunächst trennt man die beiden großen Gruppen von B- und T-Zellen. Beide entwickeln sich aus undifferenzierten Stammzellen im Knochenmark. Die T-Zellen dienen der zellulären Abwehr (z. B. zytotoxischer Zellen) und der Immunregulation, während die B-Zellen Antikörper produzieren. Die Vorläufer der T-Zellen reifen im Thymus (Bries), daher auch die Bezeichnung T-Zellen, die Vorläufer der B-Zellen reifen überwiegend im Knochenmark, sie werden als B-Zellen bezeichnet (nach Bursa Fabricii, einem Immunorgan der Vögel). Reife T- und B-Lymphozyten werden in die Blutbahn ausgeschleust und erreichen die sog. sekundären lymphatischen Organe (z. B. Lymphknoten), in denen der Kontakt mit dem Antigen die weitere Differenzierung auslöst.

T- und B-Zellen sehen prinzipiell gleich aus, man kann jedoch anhand bestimmter Oberflächenstrukturen Untergruppen erkennen. Wichtig sind hier besonders die Untergruppen der T-Zellen, da sie unterschiedliche biologische Funktionen haben: zytotoxische T-Zellen, T-Helfer(TH)-Zellen und T-Suppressor(TS)-Zellen. Unter den TH-Zellen unterscheidet man seit kurzem noch mindestens zwei Subpopulationen (TH1 und TH2), die sich nicht äußerlich, sondern nur in ihrer Funktion unterscheiden. TH2-Zellen sind für die IgE-Bildung entscheidend (s. S. 37). T-Lymphozyten tragen auf ihrer Oberfläche Rezeptoren für das Antigen. Diese Rezeptoren haben eine ähnliche Struktur wie die Antikörper, die von den aus B-Zellen entstehenden Plasmazellen ausgeschüttet werden.

Antikörper

Antikörper, die auch als Immunglobuline bezeichnet werden (z. B. **Immunglobulin E = IgE**), werden von speziell differenzierten Plasmazellen (= B-Lymphozyten) ausgeschüttet. Sie reagieren spezifisch mit dem Antigen, das ihre Bildung angeregt hat. Nach ihrer Primärstruktur unterscheidet man fünf verschiedene Immunglobulin-Klassen (G, M, A, D, E), von denen eine das IgE ist. Die meisten Antigene aktivieren Lymphozyten über Hilfszellen wie Makrophagen oder Langer-

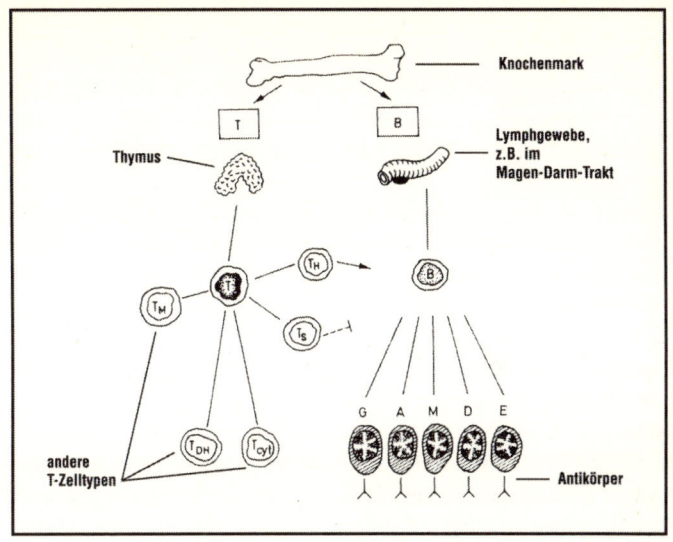

Abb. 2: Schema der menschlichen Immunantwort
mit den verschiedenen Lymphozyten-Familien (nach Ring, 1988)

hans-Zellen. Das Antigen (also die fremde Substanz, die eine spezifische Immunantwort auslöst) wird von einer spezialisierten Zelle, der antigen-präsentierenden Zelle (z.B. Makrophage) gebunden und so aufbereitet, daß ein Lymphozyt dieses Antigen erkennt. Nach Kontakt mit dem Antigen entwickelt der Lymphozyt die Information zur Bildung von Komplementär-Strukturen (= antigen-bindende Determinanten) im Zuge einer Proliferation einer Lymphozytenfamilie (= Klon). Zusätzlich kann es zur Bildung spezifischer Antikörper gegen das Antigen kommen. In der Differenzierung von B-Zellen spielen vielfältige Interaktionen zwischen B- und T-Zell-System eine regulatorische Rolle. So fördern die T-Helfer-Zellen die Antikörperbildung, wohingegen die T-Suppressor-Zellen eine Immunantwort hemmen. Auch hier gibt es wieder verschiedene Subpopulationen.

## IgE und Atopie

Während im normalen Organismus nur verschwindend geringe Mengen von IgE gebildet werden, zeichnen sich atopische Erkrankungen durch eine stark erhöhte IgE-Produktion aus, die zum Teil genetisch bedingt ist. Im lebenden Organismus unterliegt die Regulation der IgE-Produktion einem komplexen Wechselspiel von T- und B-Zell-Interaktionen, die noch weitgehend unverstanden sind. Neben den bekannten TH2-Zellen kommt bestimmten Zytokinen (Botenstoffen) sowie kontakt- und stimulationsfördernden Molekülen eine entscheidende Bedeutung in der IgE-Regulation zu. Auch wenn es wenige Erkrankungen mit ähnlich stark erhöhter IgE-Bildung gibt, ist die Gleichung „Atopie = IgE-Erhöhung" falsch. Wir finden erhöhte IgE-Werte auch bei Parasitosen, Tumoren und anderen T-Zell-Regulationsstörungen. Im Gegensatz zu diesen zeichnen sich atopische Erkrankungen durch charakteristische Veränderungen der pharmakologischen Reaktivität (insbesondere gegen Überträgerstoffe des vegetativen Nervensystems) aus.

Wie jedes biologische Phänomen ist auch Atopie kein Alles-oder-nichts-Geschehen. Es gibt Randerscheinungen, deren Zuordnung fraglich ist („latente Atopie"), z.B. wenn lediglich positive Hauttestreaktionen ohne Krankheitssymptome nachweisbar sind.

## IgE-vermittelte Reaktion

Die IgE-vermittelte Reaktion entsteht durch Brückenbildung zwischen dem Allergen und mindestens zwei IgE-Molekülen auf der Oberfläche von sog. Mastzellen bzw. basophilen Leukozyten. Mastzellen und basophile Leukozyten dienen biologisch der Abwehr schädlicher Stoffe. Sie speichern in ihrem Zellinneren Substanzen, von denen die wichtigste das *Histamin* ist. Histamin kann eine Vielzahl von Symptomen auslösen, die charakteristisch für die allergische Sofortreaktion sind. Hierzu gehören:

- Gefäßerweiterung (Rötung),
- Steigerung der Gefäßdurchlässigkeit (Ödem, Quaddeln),
- Kontraktion der glatten Muskulatur (Bronchospasmus, Kolik),
- gesteigerte Sekretion der Schleimhäute (Husten, Schnupfen),
- Juckreiz.

Durch die oben beschriebene Brückenbildung wird die Degranulation der Zellen, also die Freisetzung der Mediatoren, ausgelöst. (Mediatoren sind Gewebshormone, die aus bestimmten Zellen freigesetzt werden und unmittelbar auf benachbarte Zellen einwirken.) Diese Freisetzung von Mediatoren ist nicht grundsätzlich krankmachend, sie kann durchaus biologisch sinnvoll sein, z.B. dann, wenn Parasiten in den Organismus eindringen. Die durch Mastzellen eingeleitete Entzündung soll die Parasiten unschädlich machen. Krankmachend sind solche Reaktionen nur, wenn sie „inadäquat" sind, d.h. durch eigentlich ungefährliche Substanzen hervorgerufen werden oder in unangemessener Intensität auftreten.

Eine Freisetzung von Mediatoren muß nicht unbedingt immunologisch, also durch Allergene, bedingt sein. Es gibt eine Reihe von Substanzen, die unspezifisch zur Degranulation von Mastzellen führen können (z.B. Opiate oder Röntgenkontrastmittel).

Immunologische Störungen bei atopischen Erkrankungen – Minimale Störungen der zellulären und humoralen Immunität

Eine abgeschwächte Abwehr gegen Infektionen (Bakterien, Viren und Pilze) insbesondere des Hautorgans ist bei Patienten mit Neurodermitis seit langem bekannt und wurde schon im letzten Jahrhundert beobachtet. Experimentell wird die Hypothese der minimalen Immundefizienz („Immunschwäche") unterstützt durch eine abgeschwächte Fähigkeit, auf bestimmte starke Allergene, die auf die Haut aufgebracht werden, zu reagieren. Diese Befunde haben zu einer immer noch andauernden

Debatte über die Beziehung zwischen Kontaktallergie (einer TH1-Reaktion, s.o.) und Neurodermitis geführt. Eine Reihe von Autoren beschreiben abgeschwächte Häufigkeiten von allergischen (Typ IV-)Reaktionen bei Neurodermitikern. Andere argumentieren, daß auf dem Boden der gestörten Barrierefunktion der Haut die Neigung, Kontaktallergien zu entwikkeln, bei Atopikern gesteigert sei.

Eine kritische Analyse der Literatur zeigt, daß die meisten Studien, die sich mit der Häufigkeit von Kontaktallergien bei Neurodermitis beschäftigen, rückblickender Natur sind und geeignete Kontrollen vermissen lassen. In eigenen Studien fanden wir eine hohe Zahl (Prävalenz) von positiven Epikutantest-Reaktionen bei Patienten mit Neurodermitis (40%). In bezug auf einzelne Kontaktallergien fanden sich jedoch deutliche Unterschiede: So war die Kontaktallergie gegenüber Metallsalzen wie z.B. Nickelsulfat bei Atopikern höher, während andere Kontaktallergien, z.B. gegen Wollwachsalkohole oder Lokalanästhetika (örtlich wirkende Betäubungsmittel), bei Patienten mit Neurodermitis im Vergleich zu Nichtatopikern deutlich seltener auftraten. Die unterschiedlichen Ergebnisse können auch durch unterschiedliche Altersgruppen bedingt sein, da es sich bei den Patienten mit Neurodermitis meist um jüngere, bei Patienten mit allergischem Kontaktekzem eher um ältere Patienten handelt. Die verschiedenen Befunde zu abgeschwächten T-Zell-Reaktionen bei Patienten mit Neurodermitis, zusammen mit einer abgeschwächten T-Suppressor-Zell-Funktion könnten auch zu einer Erklärung der verstärkten IgE-Bildung bei dieser Erkrankung beitragen, handelt es sich doch bei den meisten abgeschwächt gefundenen Funktionen um klassische Funktionen der T-Helfer-1-Subpopulation.

Vermehrte IgE-Bildung

Nur wenige Erkrankungen sind durch eine ähnlich ausgeprägte Erhöhung des IgE-Spiegels charakterisiert wie die Neurodermitis. Bei über 80% der Patienten läßt sich eine Erhöhung der Serum-IgE-Konzentration nachweisen, die grob mit dem klinischen Schweregrad der Erkrankung korreliert. Die erhöhten Gesamt-IgE-Spiegel setzen sich aus vermehrten spezifischen IgE-Antikörpern zusammen, die gegen weitverbreitete Umweltallergene gerichtet sind. Da die im Radio-Allergo-Sorbens-Test (RAST) gemessenen spezifischen IgE-Antikörper häufig nicht mit den klinischen Symptomen in ursächlichem Zusammenhang stehen, wurde von manchen Autoren die spezifische IgE-vermittelte Sensibilisierung bei der Neurodermitis lediglich als Begleiterscheinung betrachtet, der nur für möglicherweise gleichzeitig bestehende allergische Atemwegserkrankungen Bedeutung zukomme. Die Mechanismen dieser erhöhten IgE-Bildung sind nur teilweise bekannt. Eine Schlüsselrolle scheint dabei der Subpopulation der CD4-T-Zellen (T-Helfer-Zellen) zuzukommen, die sich in ihrem Zytokinmuster als TH2-Zellen (Bildung von Interleukin-4, Interleukin-5, Interleukin-10) von den TH1-Zellen (Bildung von Interleukin-2 und Interferon-Gamma) unterscheidet.

Während der frühkindlichen Entwicklung kommt es nach Kontakt mit möglichen Allergenen bei allen Menschen zu einer Aktivierung von CD4-T-Zellen. Zu Beginn sind von dieser Aktivierung TH0-, TH1- und TH2-Zellen betroffen, wobei es zu einer geringen IgE-Produktion kommen kann. Während bei kontinuierlicher Zufuhr des Antigens bei Normalpersonen im Endeffekt TH1-Zell-Familien („Klone") überwiegen, die bestimmte Stoffe (IFN-Gamma und IL-2) abgeben und dadurch eine überschießende IgE-Produktion verhindern, scheinen bei Atopikern aufgrund bisher ungeklärter Prozesse TH2-Zellen zu überwiegen, die vorrangig IL-4, IL-5 und IL-10 abgeben.

Bei Atopikern dominieren TH2-Klone, die besonders auf Allergene ansprechen, welche über die Schleimhäute des Respirations-, des Intestinaltraktes oder über Hautkontakt aufgenommen wurden. Die T-Zell-Antwort gegenüber viralen (durch Viren bedingten) Antigenen ist bei Atopikern hingegen nicht durch eine Dominanz der TH2-Zellen gekennzeichnet. Dies spricht gegen einen primären T-Zell-Defekt (s.o.) und eher für eine Störung auf der Ebene der Antigen-Erkennung und der Verarbeitung in Haut und Schleimhäuten.

## Allergietypen I–VI

Tab. 3: Die sechs Typen pathologischer Immunreaktionen

| Typ der Immunreaktion | vermittelt durch | klinische Zeichen |
|---|---|---|
| I. anaphylaktisch (schockartig verlaufende Überempfindlichkeitsreaktion) | IgE | Schock, Urtikaria (Nesselsucht), Atemnot |
| II. zytotoxisch (zellschädigend) | IgG, IgM | Agranulozytose (Zerstörung bestimmter weißer Blutkörperchen), hämolytische Anämie (Auflösung der roten Blutkörperchen) |
| III. Immunkomplexe | IgG, IgM | Vaskulitis (Entzündung der Blutgefäße), Serumkrankheit, Alveolitis (Entzündung der Lungenbläschen, z. B. Farmerlunge) |
| IV. zellvermittelt | T-Lymphozyten | allergisches Kontaktekzem, Arzneimittelexanthem |
| V. granulomatös | Makrophagen, T-Zellen, IgG | Granulome (knötchenförmige Entzündung) |
| VI. neutralisierend/stimulierend | | Autoimmunerkrankungen |

## Diagnostik von Auslösefaktoren

Neben der klinischen Diagnosestellung der Neurodermitis ist es wichtig, auch mögliche Auslöser bzw. krankheitsunterhaltende Faktoren individuell zu ermitteln. Hier sind erstens irritierende Faktoren, zweitens Allergene zu unterscheiden.

Erkennung irritierender Faktoren

In manchen Fällen kann zur Abklärung von Ekzemschüben eine allgemeine Gesamtuntersuchung des Patienten notwendig sein, um Fokalgeschehen, d. h. unerkannte Infektionen, als Triggerfaktoren (Faktoren, die eine Reaktion oder einen Anfall auslösen) auszuschließen. Dies beinhaltet Untersuchungen durch mehrere Fachgebiete (zusätzlich zur Dermatologie auch Pädiatrie, Pneumologie, HNO, Zahnmedizin etc.). Hier müssen vor allem bakterielle Infektionen ausgeschlossen werden. Virale Infekte scheinen keine so große Rolle zu spielen.

Umweltschadstoffe

Sie können auf die Haut direkt als Reizmittel (Irritantien) wirken (z. B. Lösungsmittel u. ä.) und müssen im Einzelfall auf ihre Bedeutung hin untersucht werden.

**Allergologische Diagnostik**

Zu den Provokationsfaktoren der Neurodermitis besonders im Kindesalter können auch Nahrungsmittel- und Aeroallergene zählen. Unter Aeroallergenen versteht man Stoffe, die über die Luft verbreitet werden und sich entweder auf der unbekleideten Haut ablagern oder eingeatmet werden und so Kontakt mit den Schleimhäuten bekommen. Typische Aeroallergene sind z. B. Pollenkörner. Auf den Einzelfall bezogen haben die Provokationsfaktoren eine sehr unterschiedliche Wertigkeit; das Herausarbeiten der jeweiligen Relevanz für den Patienten stellt eine erhebliche Herausforderung in der hautärztlich-allergologischen Diagnostik dar. Eine allergologische Diagnostik ist daher auch im Kindesalter eine wichtige Voraussetzung im Ablauf eines modernen Behandlungskonzeptes.

Die Allergie-Diagnostik umfaßt vier aufeinander aufbauende, sich gegenseitig ergänzende Schritte:
- Vorgeschichte (Anamnese),
- Hauttestung,

- In-vitro-Diagnostik (Blutuntersuchung zum Nachweis spezifischer IgE-vermittelter Sensibilisierungen),
- Provokationstestung (man verabreicht dem Patienten allergieverdächtige Substanzen und beobachtet seine Reaktion).

## Anamnese

Eine sorgfältige Erhebung der allergologischen Vorgeschichte ergibt häufig „die halbe Diagnose". Die allergologische Anamnese ist in der Regel ein ausführliches, individuell auf den Fall abgestimmtes Gespräch zwischen einem allergologisch ausgebildeten Arzt und dem Patienten. Falls es sich um ein Kind handelt, wird zusätzlich ein Gespräch möglichst mit beiden Eltern geführt. Verschiedene anamnestische Hinweise geben bereits grundsätzliche Informationen zur möglichen Einordnung von Beschwerden als allergisch oder nicht allergisch bedingt: zeitliche/räumliche Beziehung zu einer bestimmten Exposition (z. B. Pollenflug, Tierkontakt, Nahrungsmittel), positive Familiengeschichte für allergische Erkrankungen etc.

Örtliche und zeitliche Umstände des Auftretens von Ekzemschüben werden genau erfaßt, um Hinweise auf evtl. Auslösefaktoren zu erhalten. Die Frage nach Haustieren ist ebenso unverzichtbar wie ein genaues Bild der Wohnumstände des Patienten (Feuchtigkeit? Begünstigt die Art der Einrichtung das Wachstum von Hausstaubmilben? u. a. m.). Eine Allergenkarenz, so bezeichnet man die gezielte Vermeidung bestimmter Allergene, hat in diesem Zusammenhang nicht nur therapeutische, sondern auch diagnostische Bedeutung. Bei Kindern ist die Anamnese selbstverständlich dem Alter angemessen zu erheben (z. B. Frage nach mütterlicher Diät während der Stillzeit etc.). Andererseits ist für Kinder eine ähnliche „Akutanamnese" wie für Erwachsene erforderlich. Triggerfaktoren des Ekzems können auf dem Spielplatz, im Kindergarten, in der Schule zu finden sein und schließen die seelische Situation mit ein (s. Kap. 8). Ein weiterer wichtiger Faktor bei der Anamneseserhebung ist die Kenntnis von Kreuzreaktionen zwischen verschiedenen Nahrungsmitteln und Aeroallergenen (s. Anhang).

Hauttestung

Man unterscheidet Tests, die in der Haut durchgeführt werden (Prick-, Scratch-, Intrakutantest) von solchen, die auf die Haut aufgebracht werden (Epikutantest).

Intrakutantests dienen vorwiegend dem Nachweis von IgE-vermittelten Soforttyp-Reaktionen (Typ I, s. Tab. 3). Sie werden in der Regel 15–20 Minuten nach Verabreichung der Allergenextrakte abgelesen. Eine zusätzliche Ablesung nach 6 und nach 24 Stunden kann ggf. auch verzögerte Sofortreaktionen sowie durch zirkulierende Immunkomplexe hervorgerufene Typ-III-Reaktionen erfassen.

Der Epikutantest wird zur Diagnostik von Kontaktallergien (Typ-IV-Reaktion) eingesetzt. Die Ablesung erfolgt hier erheblich später, nämlich nach 48 bzw. nach 72 Stunden, in Einzelfällen auch noch später.

Die Allergie-Testung soll nach Möglichkeit unter Allergen-Karenz (Vermeidung des Allergens bei Testung) durchgeführt werden, um verstärkte Symptome durch eine hohe Allergenlast zu vermeiden. Darüber hinaus muß immer auf Medikamente geachtet werden, die die Testergebnisse verfälschen können (z.B. antiallergisch wirkende Tabletten oder Tropfen – Antihistaminika). Für jedes Allergen müssen bestimmte Konzentrationsbereiche einer Verdünnung beachtet werden, in denen eine Allergie-Testung sicher reproduzierbar ist. Konkret bedeutet dies, daß man zu verschiedenen Zeitpunkten bei einem Patienten mit der Testlösung testen kann und immer dasselbe Ergebnis erzielt.

Bei der Durchführung von Hauttests kann es zu Komplikationen kommen, entweder im Sinne von verstärkten Lokalreaktionen oder sogar als Allgemeinreaktion im Sinne eines lebensgefährlichen allergischen Schocks (Anaphylaxie). Deshalb sollte die Durchführung der Allergie-Tests von entsprechenden Fachleuten durchgeführt werden. Hat der Patient bereits früher starke allergische Reaktionen gezeigt, sollte die Testung in der Klinik erfolgen. Vermutet man eine hochgradige Sensibilisierung, wird aus Sicherheitsgründen ein Testverfahren gewählt, das möglichst wenig Allergen in die Haut einbringt. Die Methoden werden hier in der Reihenfolge ihres zunehmenden Eindringvermögens vorgestellt.

*Reibtest*
Bei diesem Test wird nicht mit Testlösungen, sondern mit dem „nativen" (unveränderten) Allergen (z. B. Tierhaaren) die Haut am Unterarm zehnmal kräftig gerieben; die Kontrolle erfolgt mit einem Mulltupfer. Der Test kommt bei Verdacht auf eine hochgradige Sensibilisierung zum Einsatz. Er entspricht bei positivem Ausfall einem Provokationstest, ersetzt jedoch bei negativem Ausfall nicht die folgenden Methoden.

*Pricktest*
Hier wird ein Tropfen des Allergen-Extraktes auf die Haut gebracht. Danach wird die Haut durch diesen Tropfen hindurch mit einer Prick-Lanzette im schrägen Winkel kurz angestochen und angehoben, dabei soll es nicht bluten. Nach 15 Minuten erfolgt die Ablesung, nachdem die Lösung abgewischt wurde. Die Ablesung orientiert sich an der Größe der entstandenen Hautreaktionen „Quaddel und Erythem" von 0 bis ++++. Als Kontrollen werden in der Regel 0,9 % Kochsalzlösung (negative Kontrolle) und 1 % Histaminhydrochloridlösung (positive Kontrolle) verwendet.

Der Pricktest ist in der Allergiediagnostik die in Deutschland am häufigsten verwendete Methode. Bei Kleinkindern werden auch Prick-Stempeltests eingesetzt, über deren Aussagevermögen jedoch noch diskutiert wird.

Gerade bei Kindern spielen Nahrungsmittelallergene als Auslöser der Neurodermitis eine große Rolle. Unglücklicherweise besitzen die bisher kommerziell erhältlichen Extrakte oft nicht die erforderliche Qualität. Daher wird in der allergologischen Praxis häufig auf die direkte Pricktestung mit nativen Lebensmitteln ausgewichen.

*Scratchtest*
Nach oberflächlichem Anritzen der Haut (ca. 5 mm, keine Blutung) wird das Allergen aufgebracht. Ablesung und Kontrollen wie beim Pricktest.

*Intrakutantest*
Bei diesem Verfahren werden 0,02–0,05 ml verdünnte Allergen-Lösung (Konzentration ca. 1 % der Pricktest-Lösung) mit einer Tuberkulinspritze und Kanüle Nr. 21 in die Haut (intrakutan) injiziert. Es soll dabei immer zur Bildung einer kleinen Quaddel kommen, falsch-positive Reaktionen sind möglich (Kontrollen beachten!). Der Intrakutantest wird ähnlich dem Pricktest abgelesen.

Auch die Diagnostik von Immunstörungen umfaßt eine Intrakutantestung mit sog. „Recall"-Antigenen, die bei intaktem Immunsystem innerhalb von 48 Stunden zu Rötungen führen und Auskünfte über die Funktion von T-Helfer-Zellen (TH1) geben.

*Epikutantest (Pflastertest)*
Da ein Labortest, ein sog. „in-vitro"-Test für Typ-IV-Reaktionen fehlt, ist bisher der Pflastertest die einzige Möglichkeit (neben der Provokation), anamnestische Verdachtsmomente zu objektivieren.

Das Allergen wird in entsprechender, nichtreizender Verdünnung in einer mit anderen Chemikalien kaum reagierenden Grundlage (meist Vaselin) unter flachen Aluminiumkammern (Finn Chambers) oder durch Läppchen auf der Haut fixiert. Ein neueres Verfahren (TRUE-Test) verwendet allergenbeschichtete Dünnschichtfolien. Nach 48 Stunden wird das Pflaster entfernt, und die Reaktion wird erstmals abgelesen, nach 72 Stunden und ggf. noch später erfolgt eine weitere Ablesung. Die Bewertung der Reaktion erfolgt nach einem standardisierten Schema von 0 bis ++++. Die Abgrenzung zwischen allergischen und toxischen Reaktionen ist sehr wichtig, da es Substanzen gibt, die bei jedem Menschen Hautreizungen verursachen, wohingegen nicht jeder Allergien entwickelt. Dasselbe gilt im Falle von mehr als fünf positiven Testreaktionen: Es besteht hier der Verdacht falsch-positiver Reaktionen („angry back"). Die Auswahl der zu testenden Allergene richtet sich nach der Anamnese. Bei Neurodermitikern besteht durch die langfristige Anwendung verschiedener Hautpflegepräparate und anderer Arzneimittel die Möglichkeit, eine entsprechende Kontaktsensibilisierung gegen die jeweiligen Inhaltsstoffe z. B. des Hautpflegemittels zu entwickeln. Dies wird bei der Allergenauswahl berücksichtigt.

*Atopie-Patch-Test*
Der Atopie-Patch-Test stellt eine neuentwickelte Epikutantest-Anwendung mit Immunglobulin E hervorrufenden Allergenen bei Patienten mit Neurodermitis dar. Er befindet sich noch im Entwicklungsstadium und kann daher noch nicht routinemäßig eingesetzt werden. Hierbei soll getestet werden, inwieweit z. B. Aeroallergene (Pollen, Hausstaubmilben etc.), die sich über die Luft gewissermaßen auf der Haut ablagern, zu einer Verschlechterung des Ekzems führen. Dieser Mechanismus ist für die Allergologen wissenschaftlich höchst interessant, da hier möglicherweise Allergene, die im allgemeinen die sog. Typ-I-Allergien verursachen, auch Reaktionen nach dem Muster einer Typ-IV-Reaktion (also einem Kontaktekzem) nach sich ziehen können. Der Mechanismus und die beteiligten immunkompetenten Zellen werden derzeit intensiv erforscht.

Laboruntersuchungen (In-vitro-Diagnostik)

Für die Beurteilung der Frage, ob eine Neigung zur Atopie vorliegt, bzw. für die Suche nach allergenspezifischen IgE-Antikörpern wird der quantitative Nachweis von Gesamt- und spezifischem IgE im Blutserum (dem flüssigen, zellfreien Bestandteil des Blutes) eingesetzt. Wie bereits ausgeführt, kann man bei Menschen mit atopischer Veranlagung häufig eine Erhöhung der Immunglobuline der Klasse E nachweisen. Die nachgewiesene Erhöhung dieser Immunglobuline allein ist jedoch nicht spezifisch, gibt also noch keinen Hinweis auf konkrete Allergene. Da die Immunglobuline jedoch meistens gegen bestimmte Stoffe gebildet werden, ist es möglich nachzuweisen, gegen welche Substanzen sich die Immunglobuline richten, z.B. gegen Birkenpollen oder Hausstaubmilben. Neben der Art (Qualität) der Immunglobuline kann man auch die Menge (Quantität) des speziellen IgE bestimmen. Zeigen Patienten erhöhte spezifische IgE-Werte, so ist es durchaus möglich, in Zusammenschau mit den Hauttests und der Krankheitsgeschichte des Patienten, ganz konkrete therapeutische Rückschlüsse zu ziehen. Die alleinige Bestimmung des spezifischen IgE ist oft wenig aussagefähig, da manche Atopiker spezifische IgE gegen ein Allergen bilden, ohne entsprechende Symptome zu entwickeln, und andererseits manche hochgradige Neurodermitiker keinerlei IgE bilden. Die Gründe hierfür sind noch weitgehend unbekannt.

Die meisten immunologischen Nachweismethoden beruhen darauf, daß sich Immunglobuline (= Antikörper) gegenseitig erkennen können, wenn ihre Oberflächeneigenschaften zueinander passen. Man kann deshalb zu jedem Antikörper einen passenden Anti-Antikörper herstellen. Möchte man dann eine Blutprobe auf das Vorhandensein oder die Menge eines bestimmten spezifischen Antikörpers hin untersuchen, so läßt man im Prinzip den spezifischen Anti-Antikörper mit der Blutprobe reagieren. Hierzu gibt es verschiedene Verfahren.

In der Diagnostik der bei Patienten mit Neurodermitis häufigen IgE-vermittelten Soforttypallergien haben sich als Methoden des Nachweises von Gesamt-IgE im Serum der PRIST (Papier-Radio-Immuno-Sorbens-Test) sowie zum Nachweis spezifischer Antikörper der Klasse IgE der RAST (Radio-Allergo-Sorbens-Test) bewährt. Die Verfahren stehen auch als enzymimmunchemische Methoden zur Verfügung (Enzyme-Linked-Immuno-Sorbens-Assay – ELISA).

Beim PRIST wird an ein Papierscheibchen ein Anti-IgE gebunden. Das in der Serumprobe enthaltene Immunglobulin E bindet sich daran und kann durch ein radioaktiv markiertes Anti-IgE erkannt werden, so als würde man Legosteine aufeinanderstecken.

Beim RAST ist dagegen an die feste Phase anstelle des Anti-IgE das jeweilige Allergen gebunden. Damit gelingt der Nachweis spezifischer allergengerichteter IgE-Antikörper im Serum. Die dabei ablesbaren Werte stellen jedoch keine absoluten Werte dar und werden deshalb nur als Vergleichsgrößen angegeben (verglichen wird mit Blutwerten von Nichtallergikern). Zudem gibt es diverse Varianten der RAST-Technik, teilweise auch mit mehreren Allergenen für Screening-Untersuchungen.

Aufgrund der hohen Kosten ist für den spezifischen IgE-Nachweis eine genaue Indikationsstellung erforderlich. Wenn Hauttests bei sehr kleinen Kindern noch nicht durchgeführt werden können, ist es möglich, durch In-vitro-Methoden als Ersatz aussagekräftige Befunde zu liefern. Die Interpretation solcher Befunde sollte jedoch einem erfahrenen Allergologen überlassen werden.

## Provokationstests

Die klassischen Provokationstests für inhalative (über Nase, Mund, Atmung aufgenommene) Allergene spielen in der Diagnostik von ekzematösen Hautveränderungen eine geringere Rolle. Anderen Eliminations- und Provokationsverfahren, bei denen das Allergen z.B. über Nahrungsmittel zugeführt wurde, kommt dagegen bei der Neurodermitis eine zunehmende Bedeutung zu, gerade bei Kindern.

### *Oraler Provokationstest*
Bei ausgewählten Patienten wird der orale Provokationstest zur Diagnostik von Nahrungsmittelallergien und bei pseudoallergischen (nicht immunologisch vermittelten) Reaktionen, z.B. gegen Nahrungsmittelzusatzstoffe (sog. Additiva), eingesetzt. Hierzu wird das zu testende Allergen zunächst bewußt vermieden (Elimination). Bei einer vermuteten Milchallergie wird z.B. für einige Tage streng auf jeden Genuß von Milch oder milchhaltigen Produkten verzichtet. Bessert sich unter dieser Weglaßdiät das Beschwerdebild deutlich, so hat man bereits ein Teilergebnis erzielt.

Im nächsten Schritt wird nun das Allergen bewußt zugeführt, und man beobachtet wieder das Resultat. Dieser Schritt erfordert gerade bei Nahrungsmittel- oder Arzneimittelallergien äußerste Vorsicht, damit keine schweren allergischen Schockreaktionen ausgelöst werden.

Ohne eine besonders ausführliche allergologische Anamnese (Krankengeschichte) sollten Testverfahren nicht durchgeführt werden, ein blindes Screening verbietet sich. Hauttests gelten – auch nach der Einführung immunologischer Nachweismethoden aus dem Blut für allergenspezifisches Immunglobulin E – als das Fundament der klinischen Allergiediagnostik. Hauttest und Labor-Diagnostik sind keine Alternativen, sondern sich ergänzende Verfahren. Nicht jede positive Testreaktion, nicht jeder positive Wert bei Blutuntersuchungen bedeutet den Nachweis einer Allergie. Es kann dadurch lediglich eine Sensibilisierung festgestellt werden, die dann durch Vergleich mit der vorher erhobenen Anamnese (in der Regel ist eine zusätzliche Nachanamnese erforderlich) und häufig durch Auslaß- und Provokationsversuche (z. B. mit Nahrungsmitteln) auf ihre Relevanz für Auslösung oder Unterhaltung der Neurodermitis zu überprüfen ist. Der Arzt muß dabei die Wertigkeit der verschiedenen Methoden im Hinblick auf die einzelnen Allergene berücksichtigen.

## Bedeutung von Allergien bei Neurodermitis

### Nahrungsmittelallergie und diagnostische Diäten

Bei der Testung von Patienten mit Neurodermitis muß man unterscheiden zwischen solchen Tests, bei denen schwere Allergien, die möglicherweise einen Schock auslösen können, nachgewiesen werden sollen, und solchen Tests, bei denen Substanzen identifiziert werden sollen, die „nur" eine Verschlechterung des Ekzems nach sich ziehen. Gerade dieser Nachweis einer Verschlechterung des Ekzems ohne klassische Symptome einer Typ-I-Allergie kann große diagnostische Schwierigkeiten bereiten.

Zu den häufigsten Nahrungsmittelallergenen, die bei sensibilisierten Patienten in Mitteleuropa eine Neurodermitis verschlechtern können, gehören Kuhmilch, Hühnerei, Nüsse, Gewürze, Gemüse, Getreide, Fisch und Fleisch sowie Obst. Bei Kleinkindern erlangen diese Allergene bisweilen schon nach ihrer erstmaligen Einführung in die Ernährung (manchmal über die Muttermilch!) Bedeutung. Die Allergie-Diagnostik, Anamnese, In-vitro-Verfahren, Hauttests, müssen deshalb unter Umständen durch das Führen eines Diät- und Symptomtagebuches sowie den Einsatz bestimmter Diätverfahren ergänzt werden, um einen klaren Bezug zum klinischen Befund zu erreichen. Nach Einhaltung einer Eliminationsdiät, bei der verdächtige Substanzen gemieden werden, wird eine Aufbau- oder Suchdiät mit verschiedenen Standardnahrungsmitteln angeschlossen. Unter Umständen ist eine weitere Standardisierung von Umweltbedingungen und Nahrungszufuhr nur durch eine stationäre Aufnahme des Patienten erreichbar. Daher kommen zunächst Eliminationsdiäten unter Meidung bereits bekannter oder aufgrund der Allergie-Diagnostik verdächtiger Nahrungsmittel bzw. -zusatzstoffe zum Einsatz.

Doppelblinde placebokontrollierte Testungen mit Nahrungsmitteln konnten zeigen, daß bei einem Teil der Patienten ein Ekzemschub durch Nahrungsmittel auslösbar war. Bei diesen Tests werden entweder die vermuteten Allergene oder eine wirkstofffreie Substanz in einer neutralen Kapsel verabreicht; weder der Arzt noch der Patient weiß, was sich in der Kapsel verbirgt. Auf diese Weise vermeidet man bewußte oder unbewußte Beeinflussungen. Da diese Untersuchungen an streng ausgewählten Patientengruppen durchgeführt werden, können daraus keine konkreten Rückschlüsse über die Häufigkeit klinisch relevanter Nahrungsmittelallergien bei allen Ekzemkranken gezogen werden. Neben Nahrungsmitteln können auch Nahrungsmittelzusatzstoffe wie Konservierungs- und Farbstoffe eine Ekzemverschlechterung auslösen.

Verschiedene Studien haben den Einfluß der Allergenvermeidung auf die Entwicklung einer Neurodermitis untersucht. Während diätetische Maßnahmen in der Schwangerschaft keinen Einfluß auf die Entwicklung atopischer Erkrankungen hatten, fand sich in Studien, bei denen die Mutter während der Stillzeit bestimmte Nahrungsmittel mied, das Kind ausschließlich gestillt wurde, bestimmte Nahrungsmittel erst später zugefüttert wurden oder andere allergenreduzierende Maßnahmen ergriffen wurden (Hausstaubsanierung), ein Effekt im Sinne der Reduktion der Ekzemhäufigkeit gegenüber der Kontrollgruppe. Dieser Effekt verlor sich in vielen Fällen innerhalb eines Nachbeobachtungszeitraums von einigen Jahren.

Kontaktallergie

Kontaktallergien, die durch Salbengrundstoffe oder bei beruflichen Tätigkeiten benützte Substanzen ausgelöst werden, können einen Neurodermitisschub auslösen oder die Heilung verhindern. Bei jedem Patienten mit mittelschwerer und schwerer Neurodermitis sollte daher ein Epikutantest mit Substanzen der europäischen Standardreihe, Salbengrundlagen, Riechstoffen, Konservierungsstoffen in medizinischen Salben und Cremes und gegebenenfalls mit berufsrelevanten Allergenen erfolgen.

Aeroallergene

Möglicherweise können Aeroallergene bei Neurodermitikern Ekzemschübe auslösen. In diesem Zusammenhang erwiesen sich in unserer innerdeutschen Vergleichsstudie die Heimtierhaltung von pelztragenden Tieren sowie Tierfelle in Kinderzimmern als unabhängige Risikofaktoren. Über den Anteil von Patienten, für die diese Allergene eine klinische Bedeutung haben, lassen sich noch keine Angaben machen. Hier kommt dem Atopie-Patch-Test (s. S. 44) in Zukunft eine wichtige Bedeutung zu.

# 7. Genetik versus Umwelt

Die Ausprägung einer Neurodermitis unterliegt einerseits genetischen, also erblichen Faktoren, andererseits auch Einflüssen von außen. Die Neurodermitis ist jedoch keine Erbkrankheit im engeren Sinn, d.h., nicht ein einziges identifizierbares Gen ist verantwortlich für die Ausprägung der Neurodermitis, sondern es haben viele verschiedene Gene in nicht exakt vorhersagbarer Weise Einfluß. Frühere Arbeiten vermuteten einen verantwortlichen Genort auf dem Chromosom 11, während neuere Untersuchungen Veränderungen auf dem Chromosom 5 für eine erhöhte IgE-Synthese verantwortlich machen. Leidet ein Elternteil an Neurodermitis, beträgt das Neurodermitisrisiko für das Kind zwischen 30% und 40%, bei zwei betroffenen Elternteilen etwa 70%. Vererbt wird offenbar primär die sogenannte „atopische Veranlagung", nicht die spezielle klinische Erkrankung.

## Berechnung der Erkrankungswahrscheinlichkeit

Zwillingsstudien zeigen ein gleichzeitiges Auftreten einer Neurodermitis bei eineiigen Zwillingen von ca. 80% und bei zweieiigen Zwillingen von ca. 25%. Die Erkrankungswahrscheinlichkeit für Kinder wird bei gesunden Eltern zwischen 6,6% und 9,3% angegeben. Ist ein Elternteil erkrankt, so steigt die Wahrscheinlichkeit auf ca. 40%. Für den seltenen Fall, daß beide Eltern an einer Neurodermitis leiden, liegen nur wenige Daten vor. Hier wird eine Erkrankungswahrscheinlichkeit von ca. 70% angegeben.

Nach eigenen Untersuchungen leiden 30,8% der Kinder unter einer Neurodermitis, wenn mindestens ein Elternteil ebenfalls diese Erkrankung hat, gegenüber 6,7%, wenn kein Elternteil an Neurodermitis erkrankt ist. Dies entspricht einem erhöhten Risiko von 6,17. Dabei übertrifft interessanterweise das Risiko, an Neurodermitis zu erkranken, das durch die mütterliche Erkrankung vermittelt wird, deutlich das durch den

Vater vermittelte. Dieser Befund wird auch durch andere Studien gestützt, wenngleich es bislang keine plausible Erklärung für dieses Phänomen gibt.

## Geburtsmonat

Da die ersten Lebensmonate möglicherweise eine immunologisch sensible Phase darstellen, wird diskutiert, ob ein Geburtstermin in oder kurz vor einer Zeit mit erhöhter Allergenexposition (Pollenflugsaison, Milbenreproduktionsphase) zu einer erhöhten Sensibilisierung und nachfolgend atopischen Erkrankung des Kindes führt. Insbesondere für inhalative Allergien konnten solche Zusammenhänge gefunden werden, obwohl dieses Thema nach wie vor kontrovers diskutiert wird. Bezüglich der Neurodermitis gibt es nur wenige Berichte. Nach eigenen Untersuchungen hatte der Geburtsmonat keinen Einfluß auf die Entstehung einer Neurodermitis.

## Geschlecht

Von der Neurodermitis sind im Kindesalter offensichtlich mehr Mädchen als Knaben betroffen. Nur einige ältere bzw. ostasiatische Studien zeigen ein Überwiegen des männlichen Geschlechts. Zahlreiche neuere Studien belegen, daß Mädchen bis zu 2,6mal häufiger betroffen sind als Jungen. Offensichtlich gilt dies aber nicht für die respiratorischen atopischen Erkrankungen. Auch in unseren Studien erwies sich das Geschlecht als unabhängiger signifikanter Einflußfaktor im Sinne einer höheren Anzahl von betroffenen Mädchen.

## Sozioökonomischer Status

Der Einfluß des sozioökonomischen Status und dessen Einzelfaktoren auf die Entwicklung atopischer Erkrankungen wird kontrovers diskutiert. Studien, die einen solchen Einfluß finden konnten, gaben stets höhere Prävalenzen, d.h. Erkrankungshäufigkeiten, in höheren sozialen Schichten an. In einer jüngeren Arbeit aus Großbritannien konnte ebenfalls eine signifikante Beziehung zwischen Neurodermitis und der Angehörigkeit zu einer höheren sozialen Schicht gefunden werden. Eigene Untersuchungen unterstützen diesen Trend dahingehend, daß sich mehr Kinder mit Neurodermitis bei Eltern mit höherem Schulabschluß fanden.

## Umwelt

Es gibt Hinweise darauf, daß sich die Allergenbelastung qualitativ und quantitativ verändert hat. Man kann davon ausgehen, daß in industrialisierten Ländern die Menschen heute mit einer wesentlich größeren Anzahl von Fremdstoffen in Kontakt kommen als vor einigen Jahrzehnten, wobei man jedoch nicht nur an Chemikalien denken muß, sondern auch an exotische Früchte, Hölzer, Tiere usw. Die Zunahme der Fernreisen und der weltweite Handel sind Ursachen hierfür.

Es gibt Berichte über eindeutige Zusammenhänge zwischen dem Einstrom von Allergenen und der Ausbildung allergischer Erkrankungen – wie z.B. der Entwicklung von vorher unbekanntem allergischen Asthma bronchiale bei Hausstaubmilbenallergie in abgeschiedenen Tälern von Papua-Neuguinea, nachdem dort neue Hausbauweisen mit geschlossenen Fußböden und möglicherweise hausstaubmilbenhaltige Wolldecken aus Australien eingeführt wurden.

### Luftverschmutzung

Es besteht kein Zweifel, daß in den Gebieten, in denen nachgewiesenermaßen allergische Erkrankungen zugenommen haben, häufig hohe Konzentrationen von Luftschadstoffen, wie z.B. fein verteilte Partikel, Autoabgase, Ozon, Schwefeldioxid, Stickoxide, Kohlenmonoxid, gemessen wurden. Allerdings zeigten einige dieser Schadstoffe in den letzten Jahrzehnten eine deutliche Abnahme, z.B. Schwefeldioxid und Partikel in Japan und Westdeutschland. Eine japanische Studie berichtet im gleichen Zeitraum über zunehmende Allergien gegen japanische Zedernpollen, wobei Schwefeldioxid- und Stickoxid-Konzentrationen in dieser Zeit abgenommen hatten; gleichzeitig nahm jedoch die Konzentration an Autoabgaspartikeln (besonders Diesel) zu. In ihrer Studie verglichen die Forscher die Häufigkeit des Heuschnupfens bei Zedernpollenallergie in fünf verschiedenen Gebieten. Sie fanden die niedrigste Heuschnupfenrate in Gegenden mit wenig Zedernpollen bzw. wenig Autoverkehr, die höchsten bei Anwohnern von zederngesäumten Straßen mit hohem Verkehrsaufkommen.

Pollenzählungen in verschiedenen ländlichen und städtischen Arealen zeigten, daß über städtischen Regionen, insbesondere mit starker Schadstoffbelastung, höhere Pollenkonzentrationen zu messen waren als in ländlichen Regionen. Pollenkörner, die von stark belasteten Regionen gesammelt wurden, zeigten eine vermehrte Beladung mit Schadstoffpartikeln. In Untersuchungen an den Pollenkörnern konnte gezeigt werden, daß diese mit Schadstoffen beladenen Pollen Veränderungen ihrer Oberflächen zeigen, die mit einer verstärkten Freisetzung von allergenen Eiweißstoffen einhergehen. Die Schadstoffe wirken in diesen Fällen nicht selbst als Allergen, sondern verstärken die Wirkung natürlicher Allergene.

In seltenen Fällen können Umweltschadstoffe selbst Allergencharakter annehmen, wie dies für Isozyanate und Platinsalze sowie für andere industrielle Produkte gezeigt werden konnte. Diese echten allergischen Reaktionen dürften jedoch selten sein. Schadstoffe können an Haut- und Schleimhaut auch toxisch-irritativ wirken, das gilt z. B. auch für aktives und passives Rauchen. Asthmatiker können eine erhöhte Empfindlichkeit gegenüber Ozonkonzentrationen aufweisen, wie sie etwa an Sommertagen auftreten können.

## Tabakrauch

Ein weiterer wesentlicher Luftschadstoff, der wahrscheinlich mit einer höheren Rate von atopischen Erkrankungen verbunden ist, befindet sich im Tabakrauch. Wie andere Forscher fanden auch wir deutlich erhöhte Risikoraten für die Entwicklung atopischer Erkrankungen bei Kindern von Müttern, die während der Schwangerschaft und Stillzeit geraucht hatten.

In der Debatte um Umweltschadstoffe reduziert sich die Diskussion meistens auf die Bedeutung von Chemikalien, dabei sollten physikalische, biologische und psychosoziale Aspekte nicht vergessen werden.

Besondere Probleme ergeben sich jedoch bei bestimmten Substanzen, deren Bedeutung in der Vergangenheit stark überbewertet wurde, was zu entsprechender Verunsicherung geführt hat. Hier sei nur an „Amalgam", „Dioxin", „Holzschutzmittel", „Formalin" und andere mehr erinnert. Bei zahlreichen potentiellen Schadstoffen besteht eine erhebliche Diskrepanz zwischen unserem meßtechnischen Können in der Nachweistechnik und unserem Wissen über die tatsächliche Relevanz für die Gesundheit des Menschen, insbesondere was die Entwicklung eventueller allergischer Reaktionen angeht.

Aus dem Unwissen heraus entsteht Angst, die durch unkritische Kommentare in den Medien weiter verstärkt wird. Nicht nur die Umweltschadstoffe können krank machen, sondern – wie wir zunehmend erfahren – auch die Angst vor der Umweltverschmutzung. So begegnen wir in den letzten Jahren einer zunehmenden Zahl von Patienten, die mit zahlreichen Beschwerden meist subjektiver Natur auf dem Boden einer vermuteten „Allergie gegen Umweltschadstoffe" zum Allergologen kommen, die dann unter die Rubrik „Öko-Syndrom" oder „multiple Chemikalien-Sensitivität" eingeordnet werden. Nicht selten erleben wir schwere Krankheitsbilder durch falsche Therapieempfehlungen (z.B. „Ausleitungsverfahren", eingreifende Diäten usw.).

## 8. Neurodermitis und Psyche

Der im Jahr 1891 erstmals verwendete französische Begriff „Neurodermite" beinhaltet die Annahme, daß die Neurodermitis einem „nervalen Einfluß" unterliege. Seither ist der Einfluß psychischer Kräfte auf das von zahlreichen Faktoren bestimmte Krankheitsgeschehen der Neurodermitis vielfach herausgestellt und beschrieben worden, ohne daß man bis heute in der Lage wäre, ein morphologisches Korrelat, d.h. irgendeine darstellbare konkrete Struktur oder Zelle, in der Haut oder dem Immunsystem des Organismus zu finden, die diesen Zusammenhang eindeutig beweisen würde.

Die Frage, ob Auffälligkeiten in der Mutter-Kind- oder Vater-Kind-Beziehung als mitwirkende Ursache oder als Folge der Neurodermitis des Kindes anzusehen sind, bleibt weiterhin Gegenstand der Diskussion. Zumindest läßt sich die früher weit verbreitete Vorstellung der „typischen Neurodermitiker-Mutter" in der bisherigen Form nicht aufrechterhalten. Die Komplexität des Problems, die vielfältigen somatischen, psychischen und durch die Umwelt bedingten Einflüsse führen zu erheblichen methodischen Schwierigkeiten für die Untersucher.

Zur Wirkung psychischer Faktoren bei der Neurodermitis liegt umfangreiche Literatur der verschiedenen theoretischen und klinischen Forschungsrichtungen der klinischen Psychologie und der Psychosomatik vor. Dabei ist es wesentlich schwieriger, eine Mitwirkung psychischer Faktoren an der Entstehung bzw. Manifestation der Erkrankung zu belegen, als die Auswirkungen psychischer Faktoren auf den Verlauf der Erkrankung zu beschreiben.

Insgesamt kann man aufgrund vorliegender Untersuchungen vermuten, daß emotionale Streßfaktoren, die durch die Erfahrung der chronischen Hauterkrankung hervorgerufen und unterhalten werden, auf mehreren Ebenen angreifen und sich auf die Symptomausprägung und den Krankheitsverlauf auswirken. Ebenso unbestritten ist der Einfluß der Familiensituation und Eltern-Kind-Beziehung auf den Verlauf. Ob die Manifestation der Erkrankung in diesem Sinne erklärbar ist, muß weiter untersucht werden. .

**Somatisch-körperliche Faktoren**

Von der Wissenschaft werden, wie in Kapitel 3 ausgeführt, grundsätzlich auf der somatischen, d.h. körperlichen Seite folgende Störungsmöglichkeiten diskutiert:

- Störungen der Immunität
- Störungen des vegetativen (also unbewußten) Nervensystems
- verminderte Hautfette
- Störungen der Schweißabgabe

**Psychosomatische Faktoren**

Die Psychosomatik ist der Wissenschaftszweig, der sich mit der Erforschung der Zusammenhänge zwischen körperlichen Krankheitssymptomen und seelischen Vorgängen beschäftigt. Es liegt daher nahe, daß man bei der Betrachtung dieser Zusammenhänge einerseits die körperlichen und rein biologischen Abläufe erkennen und beschreiben sowie andererseits die Seelenstruktur des jeweiligen Menschen verstehen muß. Schwierig wird es allerdings dann, wenn man einen ursächlichen Zusammenhang zwischen beiden Bereichen herstellen möchte und möglichst auch noch das Verbindungsglied, also eine bestimmte Zelle oder einen bestimmten Botenstoff als Brücke zwischen körperlichen Symptomen und Seele, darstellen will, von daraus abgeleiteten Therapieansätzen einmal ganz zu schweigen. Man kann sich leicht vorzustellen, daß hier viel Spekulation im Spiel ist. Auch vordergründig noch so überzeugenden Pauschalurteilen sollte man kritisch begegnen und die Interpretation vermuteter Zusammenhänge lieber dem Spezialisten überlassen. Die folgenden Darstellungen können daher auch nur eine ungefähre Anregung geben, welche Aspekte häufiger eine Rolle im Zusammenhang mit der Neurodermitis spielen können. Bei entsprechendem Verdacht sollte unbedingt ein speziell ausgebildeter Therapeut aufgesucht werden.

Unterscheiden muß man zwischen dem Einfluß von seelischen Faktoren auf die *Entstehung* der Neurodermitis und deren Einfluß auf den *Verlauf* einer bereits vorhandenen Erkrankung. Der Einfluß der Psyche auf den Verlauf einer vorhandenen Erkrankung ist oftmals einfacher zu verstehen und auch wissenschaftlich in vielen Untersuchungen belegt. Insbesondere die Rückwirkungen der Symptome der Neurodermitis wie chronischer Juckreiz, Kratzen, entstellende Hauterscheinungen, die psychischen Auswirkungen durch das Aufwachsen mit der chronischen Erkrankung sowie die psychischen Belastungen durch Einschränkungen in der Lebensführung und ablehnende oder überbehütende Reaktionen der Umwelt, abr auch die sich hieraus ergebenden „Teufelskreise" sind vielfach beschrieben worden. Wie die „psychischen Faktoren" untersucht, beschrieben und bei der Behandlung berücksichtigt werden können, wird von den Vertretern der unterschiedlichen Forschungsansätze in der klinischen Psychologie und von den verschiedenen theoretischen Schulen in der Psychosomatik kontrovers diskutiert. Wesentliche Beiträge kommen zum einen von der psychologischen Forschung zu Psychophysiologie, Streß, Persönlichkeit und Familienstruktur, von der Interaktions- und Bindungsforschung (z. B. zur Mutter-Kind-Interaktion) und von Studien zur Familienkommunikation, zum anderen von klinischen Forschungsansätzen wie der Verhaltensmedizin/ Verhaltenstherapie und der Psychoanalyse. So werden angeborene, mit der körperlichen Störung einhergehende psychische Reaktionsbereitschaften ebenso diskutiert wie durch Umwelterfahrungen (z. B. Erfahrungen in der Beziehung zu Mutter und Vater) und durch die Krankheitserfahrungen erworbene Erlebens- und Verarbeitungsweisen. Inwieweit z. B. angeborene psychische und körperliche Reaktionsmuster durch Erfahrungen zur Ausprägung gelangen und, wenn einmal vorhanden, durch weitere psychische Einwirkungen bestimmt werden, ist eine umstritten diskutierte Frage in der Psychosomatik und klinischen Psychologie.

Der Einfluß psychischer Faktoren wird besonders im Bereich des vegetativen Nervensystems vermutet. Das vegetative Nervensystem reguliert all die Funktionen, die automatisch ablaufen müssen, damit unser Körper überhaupt funktioniert. Es wäre mit unserem Leben kaum vereinbar, wenn jede Gefäßreaktion oder alle Atmungs- und Verdauungsfunktionen erst willentlich in Gang gesetzt werden müßten. Vielmehr besteht ein kompliziertes System von hemmenden und fördernden nervlichen Impulsen, die unabhängig von unserem Bewußtsein ablaufen. Es gibt Anhaltspunkte dafür, daß hier möglicherweise bei der Neurodermitis angeborene oder erworbene Störungen in der Regulation des autonomen Nervensystems vorliegen, die sich dann z. B. in veränderten Gefäßreaktionen äußern können. Ein einfacher klinischer Test ist in diesem Zusammenhang z. B. die Prüfung des sog. *Dermographismus*, die der Hautarzt in der Regel bei der ersten Vorstellung des Patienten vornimmt. Hierzu werden mit einem Holzspatel Linien leicht auf die Haut „geschrieben". Im Normalfall zeigen sich nach kurzer Zeit rote Streifen als Zeichen der erhöhten Durchblutung im irritierten Hautbezirk. Bei atopisch veranlagten Personen kann man jedoch meistens die Entstehung weißer Streifen, also eine „paradoxe" oder verkehrte Hautreaktion, sehen. Das allein beweist natürlich noch keine Neurodermitis, ist jedoch ein zusätzlicher diagnostischer Hinweis. Viel schwieriger ist der Nachweis entsprechender Störungen im Bereich der Immunologie. Es gibt zwar auch hier erste Hinweise auf angeborene bzw. erworbene Störungen. Aus eigener Erfahrung können viele Menschen beschreiben, daß sie in bestimmten besonders angespannten Lebenssituationen viel schneller etwa eine Erkältung bekommen, was dann auch als Abwehr- oder Immunschwäche interpretiert wird. Es ist wissenschaftlich bisher jedoch noch nicht möglich, diesen Erfahrungswert mit Laborwerten oder ähnlichem unzweifelhaft zu belegen. Von praktischer Bedeutung ist es jedoch möglicherweise, solche „schwächenden" Situationen zu erkennen und entweder zu vermeiden oder ihnen mit geeigneten Mitteln, seien sie nun körperlicher oder psychischer Art, zu begegnen.

# Neurodermitis bei Kindern – Familienstruktur und elterlicher Erziehungsstil

Zu diesem Thema gibt es neben zahlreichen Untersuchungen natürlich auch hartnäckige Vorurteile. Insbesondere in frühen Studien aus den 50er Jahren zu diesem Thema meinte man bei Müttern neurodermitiskranker Säuglinge eine unbewußte Feindseligkeit der Mutter gegen das Kind festzustellen, was zu bestimmten, insbesondere emotionalen Entwicklungsstörungen führen sollte. Die körperlichen Symptome des Säuglings wurden als Auswirkung eines gestörten emotionalen Dialogs zwischen Mutter und Kind gewertet. In moderneren Untersuchungen aus den 80er Jahren konnten diese Persönlichkeitsmerkmale der Mütter, der erkrankten Säuglinge sowie die Auffälligkeiten der Mutter-Kind-Beziehung und ein ablehnendes, kühles, feindseliges oder aggressives Verhalten der Mütter nicht bestätigt werden. Feststellbar war in diesen Studien jedoch, daß Mütter von Säuglingen mit Neurodermitis im Umgang mit diesen weniger einfühlsam zu sein schienen, als die Mütter einer Kontrollgruppe. Es wurde eine geringere gegenseitige Wachsamkeit und Bezogenheit beobachtet als bei den Kontroll-Mutter-Kind-Paaren. Direkte Beobachtungen der Kinder mit Neurodermitis bestätigten nicht die vielfach beschriebene größere Irritierbarkeit, Feindseligkeit, Aggressivität und Ängstlichkeit im Vergleich zu den Kindern aus der Kontrollgruppe.

In Untersuchungen aus den 90er Jahren fanden Wissenschaftler, daß sich Mütter von ekzemkranken Kindern durch die Erziehung ihres Kindes deutlich gestreßter fühlten als Mütter gesunder Kinder. Dabei bestanden deutliche Beziehungen zwischen der Schwere des Ekzems und dem Ausmaß des empfundenen Stresses. Die Forscher sahen das Hauptproblem der Mütter von Kindern mit Neurodermitis in ihren im Vergleich zur Kontrollgruppe viel größeren Schwierigkeiten, das Kind zu disziplinieren, da sie deutlich dazu tendierten, dem Kind nachzugeben, um Konflikte und nachfolgendes Kratzverhalten der Kinder zu vermeiden. Weitere Ausführungen zu diesem wichtigen Thema würden den Rahmen dieses Leitfadens sprengen. Wir verweisen deshalb auf unsere Literaturhinweise im Anhang.

# 9. Behandlung

**Gibt es eine ursächliche Behandlung?**

Hier muß zunächst zwischen der „Ursache" der Krankheit an sich und den vielen Ursachen für akute Verschlechterungen oder neue Schübe unterschieden werden.

Aus den vorangegangenen Ausführungen, die die komplexe Natur der Ursachen der Neurodermitis darstellen, läßt sich bereits erahnen, daß eine einfache ursächliche Behandlung der Gesamtkrankheit „Neurodermitis" aufgrund der erblichen Disposition nicht möglich ist. Therapeutische Maßnahmen konzentrieren sich einerseits auf die Behandlung akuter Hauterscheinungen und umfassen gleichzeitig im hauterscheinungsfreien Intervall das Aufdecken und Vermeiden von Provokationsfaktoren.

Deshalb gibt es bei der Neurodermitis große Überlappungen zwischen Diagnostik und Therapie. Die diagnostischen Maßnahmen bei der Neurodermitis umfassen eben nicht nur die Identifikation der Krankheit und ihrer charakteristischen Verlaufsform, sondern auch die Ermittlung individueller Auslösefaktoren.

**Das Vermeiden von auslösenden Faktoren**

Das Vermeiden von Allergenen (Allergenkarenz)

Ein wesentlicher Faktor in der Entwicklung einer allergischen Sensibilisierung ist das Ausgesetztsein (Exposition) gegenüber dem betreffenden Allergen. Es gibt eindeutige Studien, die dies belegen und auch einen quantitativen Zusammenhang, z.B. zwischen dem Gehalt von Hausstaubmilbenallergenen in der Innenraumluft und dem Auftreten allergischer Sensibilisierungen bzw. allergischer Erkrankungen, zeigen. Ähnliche Überlegungen gelten für andere Innenraumallergene, insbesondere Tierhaare und Schimmelpilze, auch wenn hierüber noch keine gleichermaßen fundierten Studien vorliegen.

Der wichtigste Innenraumschadstoff, der vom Menschen produziert wird, ist Tabakrauch. Ihn zu vermeiden ist eine gute Möglichkeit, der Verschmutzung der Umwelt und der Entwicklung von Erkrankungen entgegenzuwirken.

Neben Aeroallergenen kommt in den ersten Lebensmonaten eines Kindes den Nahrungsmittelallergenen eine ganz entscheidende Bedeutung zu. Mit zunehmendem Lebensalter verlieren die Nahrungsmittelallergien an Bedeutung, können jedoch im Einzelfall sehr wichtig sein. Eine Abklärung möglicher Nahrungsmittelallergien ist daher wichtig.

## Das Vermeiden von Reizmitteln (Irritantien)

Neben der Entwicklung der immunologischen Sensibilisierung kommt der unspezifischen Empfindlichkeit von Haut und Schleimhäuten bei entsprechend belasteten Kindern eine entscheidende Bedeutung in der Entwicklung allergischer Erkrankungen zu. Dies gilt insbesondere für die Neurodermitis. Eine sorgfältige und individuell abgestimmte Hautpflege gehört deshalb zu den primären Präventionsmaßnahmen bei dieser Erkrankung.

Zur Hautpflege gehört ebenfalls die Beachtung bestimmter Prinzipien bei den Reinigungsmaßnahmen, insbesondere die Vermeidung von aggressiven Seifen bzw. Detergentien (Waschmitteln, Flüssigseifen).

Eine große Rolle spielt auch die Auswahl der Kleidung. Die „Wolle-Überempfindlichkeit" ist ein charakteristisches Merkmal von Patienten mit atopischen Erkrankungen, das nur selten auf einer echten Allergie gegen Schafwollproteine beruht, sondern vielmehr eine verstärkte Empfindlichkeit auf den mechanischen Reiz der feinen Wollfasern darstellt.

Auch in diesem Zusammenhang muß erneut auf die Bedeutung des Tabakrauchs als Reizmittel hingewiesen werden.

Im späteren Kindesalter ist die Meidung von Irritantien und Allergenen Gegenstand der Berufsberatung von Jugendlichen mit Atopie-Risiko. Meist handelt es sich jedoch in diesen Fällen bereits um sensibilisierte Personen mit minimalen Ausprägungen einer Neurodermitis, so daß diese Überlegungen theoretisch in den Bereich der „Sekundärprävention" gehören. Durch eine geeignete Berufsberatung kann das Auftreten einer ekzematösen Hauterkrankung bei Personen mit einer atopischen Veranlagung vermieden werden. Berufe mit hohem Risiko umfassen solche, die intensiven Kontakt mit potenten Allergenen (z. B. Bäcker, Tierpfleger etc.) sowie hautreizenden oder hautschädigenden Stoffen (z. B. Friseur) erfordern.

## Dermatologische Basisbehandlung

Eine insgesamt nicht-ekzematös trockene Haut oder besser ausgedrückt eine „rauhe Haut" ist das vorherrschende klinische Erscheinungsbild bei der Neurodermitis. Trockene Haut führt zu Juckreiz, der wiederum zum Aufkratzen der Haut, wodurch entzündlich-ekzematöse Veränderungen ausgelöst werden. Vor diesem Hintergrund ist die regelmäßige Durchführung einer Basisbehandlung mit wirkstoffreien Grundsubstanzen, denen eventuell natürliche Feuchthaltefaktoren (beispielsweise Harnstoff) zugesetzt werden, sowie Ölbädern die entscheidende Behandlungsgrundlage dieser chronischen Hauterkrankung.

Basistherapeutika mit Zusätzen

*Harnstoff*
Durch die Beimengung eines Feuchthaltefaktors läßt sich die Wasserbindungskapazität der Hornschicht verbessern. Unter den natürlichen Feuchthaltefaktoren hat sich Harnstoff als sehr wirksam bei der Behandlung trockener Haut erwiesen. Harnstoff weist antipruriginöse (juckreizhemmende), keratolytische (hornhauterweichende) und antimikrobielle (Mikroorganismen hemmende) Eigenschaften auf. Im Säuglings- und Kleinkindesalter ist die Verwendung harnstoffhaltiger Zubereitungen jedoch problematisch, da beim Auftragen dieser Produkte häufig Hautreizungen zu beobachten sind. Hier sollte Harnstoff nur in niedrigen Konzentrationen verwendet werden.

In bestimmten Bevölkerungskreisen erfreut sich der Einsatz „natürlich hergestellten" Harnstoffes, also des Eigenurins, großer Beliebtheit. Dieser wird je nach persönlicher Einstellung entweder von außen aufgebracht oder sogar getrunken. Gerade die innerliche Applikation ist sinnlos, für den äußeren Einsatz halten wir den künstlich hergestellten und exakt dosierten Harnstoff in dermatologischen Rezepturen für wirksamer und appetitlicher.

*Ölbäder*
Medizinische Ölbäder an jedem zweiten oder dritten Tag sind empfehlenswert. Hierbei sind spreitende Ölbäder von Ölbädern des Emulsionstyps zu unterscheiden. Bei einem spreitenden Ölbad befindet sich die Ölschicht auf der Wasseroberfläche und bedeckt den Körper gewissermaßen beim Aussteigen aus der Badewanne. Im emulgierenden Ölbad sind die Öltröpfchen im ganzen Badewasser verteilt, was dem Bad einen milchigen Aspekt gibt. Wir bevorzugen Spreitungsölbäder.

Duschen ist nicht mehr grundsätzlich verboten. Wichtig ist jedoch die Rückfettung, die entweder in Form von Duschölbädern oder dem anschließenden Auftragen einer Pflegecreme erfolgen kann. Wegen der erhöhten Verletzungsgefahr durch Ausrutschen in der öligen Badewanne ist gerade bei älteren Patienten mit Neurodermitis Vorsicht geboten, hier sollte evtl. eine Gummimatte in der Badewanne befestigt werden, um Verletzungen und Schwierigkeiten beim Aussteigen aus der Wanne zu vermeiden.

## Therapie im akuten Schub

Äußerliche Behandlung

Die Neurodermitis ist durch einen wechselhaften Verlauf gekennzeichnet. Exazerbationen, also Verschlechterungen, werden in individuell unterschiedlichen Abständen in individuell unterschiedlicher Intensität beobachtet. Alle für den akuten

Schub ergriffenen therapeutischen Maßnahmen zielen auf eine möglichst baldige Rückkehr zur Basisbehandlung.

*Kortison – ein Reizwort*
Topische, d. h. örtlich angewandte Kortisonzubereitungen (Glukokortikosteroide) werden als Mittel der Wahl zur Behandlung akuter Schübe angesehen. Ihre Anwendung ist bequem und führt im Gegensatz zu vielen kortisonfreien Behandlungen nicht zu kosmetischen Beeinträchtigungen, was gerade im ambulanten Bereich einen erheblichen Vorteil darstellt.

Kortikosteroide wirken antientzündlich, verhindern die Verdickung der Haur (antiproliferativ), sind gefäßverengend (vasokonstriktorisch) und dämpfen die Aktivität des Immunsystems (immunsuppressiv). Ihre Wirksamkeit in der Behandlung der Neurodermitis ist gut dokumentiert.

Vor allem in den Ländern Westeuropas, weniger in den USA, besteht dennoch in weiten Bevölkerungsteilen eine große Furcht vor dem Einsatz von Kortison („Kortikophobie"), die sich aus den bekannten Nebenwirkungen des langfristigen innerlichen Einsatzes (Tabletten, Spritzen) stark wirksamer Kortikosteroide ableitet. Die pharmazeutische Industrie hat jedoch durch kontinuierliche Forschungsanstrengungen eine Reihe von wirksamen topischen Kortikosteroiden mit reduzierten Nebenwirkungen entwickeln können, die auch eine Anwendung bei Kindern erlauben.

Sehr wichtig für die Wirksamkeit einer Kortikosteroidbehandlung ist auch die dem jeweiligen Hautzustand angepaßte Wahl der Salben- oder Cremegrundlage, in die das Kortison eingearbeitet ist und die den prinzipiellen Regeln der äußerlichen Dermatotherapie folgen muß. Zu fette Salbengrundlagen sind beispielsweise bei nässenden Hautveränderungen schlecht wirksam. Darüber hinaus werden fette Salben bei akut entzündeter Haut oft als besonders unangenehm und hautverschlechternd empfunden.

Die einmal tägliche Anwendung mittelstarker oder stark wirksamer topischer Kortikosteroide ist ausreichend, da externe Kortikosteroide im Stratum corneum gespeichert werden und dadurch ein Reservoir bilden. Mehrmalige tägliche Anwendungen erbringen keine therapeutischen Vorteile, sondern erhöhen lediglich das Nebenwirkungsrisiko.

Der Einsatz äußerlich anwendbarer Kortikosteroide kann in unterschiedlicher Weise erfolgen. Die „Stufentherapie" beinhaltet den anfänglichen Einsatz eines starken oder mittelstarken Kortikosteroids und darauffolgendes Ausschleichen, indem zu einem Kortikosteroid einer schwächeren Wirkstärkeklasse mit anschließendem eventuellen Übergang auf eine noch schwächere Klasse gewechselt wird. Eine weitere Verminderung der Kortisonzufuhr wird durch eine verringerte Anwendungshäufigkeit erreicht. Dabei verwendet man das Steroid nicht mehr täglich, sondern macht zunächst eine eintägige Pause, in der eine Behandlung mit kortisonfreier Creme erfolgt. In Abhängigkeit vom Hautbefund kann dieser steroidfreie Zeitraum auf mehrere Tage ausgedehnt werden, um schließlich nur noch mit dem Basistherapeutikum weiterzubehandeln. Für dieses Vorgehen wurde der Begriff „Intervalltherapie" geprägt.

Tab. 4: Liste der Kortisonstärken (nach Niedner, 1996)

| *Gruppe I (schwach)* | | *Gruppe III (stark)* | |
|---|---|---|---|
| Hydrokortison | 0,3% | Betamethasonvalerat | 0,1% |
| | 0,5% | Fluticasonpropionat | 0,005% |
| | 1,0% | | 0,05% |
| | 2,5% | Fluocinonid | 0,05% |
| Hydrokortisonacetat | 0,25% | Amcinonid | 0,1% |
| | 1,0% | Betamethasondipropionat | 0,05% |
| Prednisolon | 0,25% | Mometasonfuroat | 0,1% |
| *Gruppe II (mittelstark)* | | *Gruppe IV (sehr stark)* | |
| Hydrokortisonaceponat | 0,1% | Clobetasolpropionat | 0,05% |
| Dexamethason | 0,08% | | |
| Triamcinolonacetonid | 0,025% | | |
| | 0,1% | | |
| Hydorkortisonbutyrat | 0,1% | | |
| Methylprednisolonaceponat | 0,1% | | |
| Prednicarbat | 0,25% | | |

Grundsätzlich muß bedacht werden, daß Kortisontherapien einer sog. „Tachyphylaxie" unterliegen. Das bedeutet, daß nach langem Gebrauch das Kortison keine deutliche Wirkung mehr zeigt. Diese Situation findet man häufig bei besonders schweren Verlaufsformen. Im allgemeinen kann man diese Entwicklung durch die oben dargestellten Intervallbehandlungen vermeiden.

*Kortisonallergie*
Neben der psychischen Voreingenommenheit gibt es echte Kontaktallergien gegenüber Kortikosteroiden. An sie sollte immer dann gedacht werden, wenn ekzematöse Hautveränderungen auf eine äußerliche Kortikosteroidbehandlung eine Verschlechterung zeigen und der Juckreiz sich verstärkt. Insgesamt muß man festhalten, daß eine durch den Hautarzt kontrollierte äußerliche Kortisontherapie bequem, wirksam und nebenwirkungsarm ist und auch bei Kindern durchgeführt werden kann.

Sollte dennoch eine vollständig kortisonfreie Behandlung gewünscht werden, so stehen dem erfahrenen Dermatologen auch für diesen Fall eine Reihe von wirksamen äußerlichen Behandlungsmöglichkeiten zur Verfügung. Diese kommen ebenfalls zur Anwendung, wenn nach langem Kortisongebrauch keine ausreichende therapeutische Wirkung mehr erzielt werden kann und ein „Kortisonentzug" durchgeführt werden muß.

*Möglichkeiten kortisonfreier externer Behandlung*
• Trockenpinselung (flüssige Puder)
Insbesondere bei hochakuten entzündlichen Zuständen hat sich die Therapie mit einer einfachen Zinkschüttelmixtur (*Lotio alba aquosa*) bewährt. Schüttelmixturen sind Suspensionen, die auf die Haut aufgebracht werden, bald eintrocknen und einen Puderüberzug zurücklassen. Sie bestehen aus exakt festgelegten Mengen an Zinkoxid, Talcum, Glycerin und Wasser. Einer solchen einfachen Trockenpinselung können verschiedene lösliche und unlösliche Arzneimittel beigegeben werden. In eigenen Untersuchungen wurden Patienten mit

schwerer und hochakuter Neurodermitis unter stationären Bedingungen im Vergleich mit kortisonhaltigen Cremes und kortisonfreier Schüttelmixtur behandelt. Hierbei zeigten sich innerhalb der ersten sieben Tage mit beiden Behandlungsmethoden vergleichbare und meßbare Besserungen des Hautzustandes.

Auf den ersten Blick erscheint dieses als Widerspruch, da die Neurodermitishaut als trocken beschrieben wird. Der Begriff „Trockenheit" wird allerdings sowohl für mangelnde Fettigkeit als auch für mangelnde Feuchtigkeit der Haut verwendet. Die entscheidende Struktur ist die Hornschicht, die unter mangelnder Wasserbindungsfähigkeit leidet. Die bereits erwähnten mangelhaft ausgebildeten interzellulären Ceramide sind hier unzweifelhaft von Bedeutung, da sie ja nicht in ausreichendem Maße von außen ersetzt werden können, sondern erst wieder gebildet werden müssen, was wiederum einen gewissen Wassergehalt der Hornschicht voraussetzt. Die entzündete Haut verliert erhebliche Mengen an Feuchtigkeit, wodurch sich der Entzündungsprozeß fortsetzt. Zinkoxid hat neben seiner leicht antibakteriellen Wirkung ein hohes Aufsaugvermögen für Wasser. Über dieses Aufsaugvermögen und die sehr gute Haftung auf der Haut (Glycerinanteil, Talcum) kommt es vermutlich zur Verbesserung der Wasserbindungsfähigkeit der Hornschicht und auch zur Abschirmung gegen mögliche Allergene und Irritantien. Bei schwerer, mit Kortison intensiv vorbehandelter Neurodermitis gelingt auf diese Weise auch ein „Kortisonentzug". Solange der Wasserverlust aus der Haut höher ist als die Wasserbindungsfähigkeit des Zinkoxids, macht sich die „Trockenheit" der Therapie nicht negativ bemerkbar. Erst wenn bei zunehmender Abheilung die Bindungsfähigkeit des Zinkoxids höher als der Wasserverlust wird, entzieht das Zinkoxid seinerseits der Haut Feuchtigkeit, und es kommt zum gegenteiligen Effekt. In diesem Falle muß auf eine Zubereitung mit mehr Fettanteil umgestellt werden. Sofern man weiter streng kortisonfrei behandeln möchte, kommen in dieser Phase z. B. Zink-Pasten zur Anwendung. Zur kortisonfreien antientzündlichen Behandlung stehen dem erfahrenen

Dermatologen eine Anzahl von Substanzen zur Verfügung, die entweder in Form von Fertigpräparaten oder als individuell für den einzelnen Patienten zusammengestellte Rezepturen angewendet werden. Erwähnt seien hier z. B. Teere, Schieferöle, Bufexamac oder bei Juckreiz Thesit.

- „Fett-feuchte" Behandlung

Ein sofort einsetzender kühlender Effekt, eine wirksame Verminderung nässender Hautveränderungen, ein rascher Rückgang der entzündlichen Komponente und eine spürbare Juckreizlinderung sind die wesentlichen Vorteile der Behandlung mit fett-feuchten Verbänden, die bei generalisierten ekzematösen Hautveränderungen auch in Form des „feuchten Schlafanzuges" erfolgen können. Hierzu wird die Haut mit einer normalerweise wirkstofffreien Grundlage, am besten vom Typ der „Wasser-in-Öl-Emulsion", behandelt, dann werden die entsprechenden Areale mit einem handwarmen feuchten Verband abgedeckt (im Falle des „feuchten Schlafanzuges" bei allgemeinem Hautbefall Anziehen eines entsprechenden Schlafanzuges). Diese Verbände sollten etwa 15–20 Minuten auf der Haut verbleiben (im Falle des „feuchten Schlafanzuges" sollte dieser Zeitraum im Bett mit guter Abdeckung zugebracht werden), anschließend entfernt und die Haut bei Bedarf erneut mit der kortisonfreien Grundlage bzw. einer Kortisoncreme behandelt werden.

Obwohl sowohl die großflächige Behandlung mit Schüttelmixturen als auch diejenige mit fett-feuchten Verbänden gewöhnlich auf den stationären Bereich beschränkt sind, wurde über deren erfolgreichen Einsatz auch im ambulanten Bereich berichtet.

- Phototherapie der Neurodermitis

Auf der Suche nach Alternativen für den Einsatz topischer Kortikosteroide stellt die Phototherapie eine mögliche Behandlungsform dar. Phototherapien können sowohl mit der natürlichen Sonne als auch mit künstlichen Lichtquellen durchgeführt werden.

Das sichtbare Licht wird nach der Wellenlänge in verschiedene Bereiche eingeteilt, die man bei Hauterkrankungen therapeutisch einsetzen kann. Dabei dringt Licht mit längerer Wellenlänge (UVA) aus physikalischen Gründen tiefer in die Haut ein als Licht mit kürzerer Wellenlänge (UVB). Die biologischen Wirkungen sind dementsprechend verschieden.

Prinzipiell wirkt das Licht sowohl auf die Zellteilung in der Haut als auch auf bestimmte Eigenschaften der Immunzellen der Haut. Eine medizinische Lichttherapie ist deshalb eine sehr differenzierte Maßnahme. Nicht jedes Licht eignet sich zur Behandlung einer Neurodermitis. Eine kombinierte UVA-UVB-Behandlung erwies sich den Behandlungen mit nur einer Wellenlänge als überlegen. Die selektive UV-Behandlung (SUP) entspricht in ihrer Wirksamkeit der kombinierten UVA-UVB-Behandlung. Jedoch kann mit diesen Behandlungsmodalitäten allenfalls ein kortisoneinsparender Effekt erreicht werden, für die alleinige Behandlung einer starken oder erneut ausgebrochenen Neurodermitis sind diese Verfahren nicht ausreichend. In besonders schweren Fällen werden auch sog. *PUVA-Behandlungen* (Psoralen + UVA) durchgeführt. Dabei wird dem Patienten entweder eine lichtsensibilisierende Substanz mittels Tabletten zugeführt, oder aber er badet vor den Bestrahlungen in einer lichtsensibilisierenden Lösung. Danach erfolgt die Bestrahlung mit UVA, wodurch die Lichtwirkung erheblich gesteigert werden kann.

Die Nebenwirkungen bestehen besonders bei systemischer PUVA in einer anhaltenden Lichtempfindlichkeit, die das Tragen einer speziellen Schutzbrille am Tag der Therapie erforderlich macht. Darüber hinaus kann eine durch die Lichtdosen bedingte erhöhte Hautkrebsrate nicht völlig ausgeschlossen werden.

Insgesamt sollte aufgrund der bereits bekannten und der derzeit diskutierten möglichen Nebenwirkungen ultravioletter Strahlung sowohl aus dem UVB- als auch dem UVA-Bereich eine Phototherapie gerade im Kindesalter mit äußerster Zurückhaltung angeordnet werden. Dies gilt auch für die derzeit bei Erwachsenen im Mittelpunkt des wissenschaftlichen Interesses stehende Behandlung der Neurodermitis mit sehr hohen Dosen eines Spektrums aus dem UVA-Bereich (UVA-1), die den Verzicht auf topische Kortikosteroide auch bei akuten Verschlimmerungen eventuell ermöglicht. Nach unseren Erfahrungen hat sich eine mittlere Dosis UVA-1-Kaltlicht als sehr wirksam erwiesen. Hier muß die Forschung insgesamt noch weitere Klarheit schaffen.

• Klimatherapie
Der Begriff Klimatherapie bezeichnet eine medizinische Therapie unter Einschluß heilungsbegünstigender Faktoren durch ein besonderes Klima, nicht jedoch eine Therapie durch das Klima allein. In der Therapie sowie der Sekundär- und Tertiär-Prävention (Rehabilitation) verschiedener Hautkrankheiten hat die Klimatherapie seit Jahrhunderten einen festen Platz. Die Neurodermitis steht dabei neben der Psoriasis (Schuppenflechte) an der Spitze der hautmedizinischen Anwendungsbereiche.

Luftdruck, Lufttemperatur, Feuchtigkeit, Wind, Niederschlag, Hitze und Strahlung (UV-Strahlung, sichtbares Licht, Infrarot sowie Aerosole) wirken durch weitgehend ungeklärte Mechanismen auf den Krankheitsverlauf ein. Dabei sind durchaus individuelle Faktoren wirksam, d.h., was dem einen hilft, kann dem anderem durchaus schaden.

Für die Neurodermitis liegen gute Erfahrungen mit dem Meeres(Nordsee)- und Hochgebirgsklima (oberhalb 1500 m, z.B. Davos) vor. Zwischen 90 % und 94 % der dort entlassenen Patienten werden als „symptomlos" oder „substantiell gebessert" angegeben. Langfristige Rückbildungen der Erkrankung sind nach klimatherapeutischen Behandlungen beschrieben. Leider kann es aber auch nach der Rückkehr in das gewohnte Umfeld des Patienten innerhalb unterschiedlicher Zeitspannen zu Rückfällen kommen. Deshalb müssen bei nachgewiesener Effektivität diese unspezifischen Maßnahmen regelmäßig wiederholt werden.

Das Hochgebirge hat hier den Vorteil, ganzjährig ähnliche Klima- und Strahlungsbedingungen zu bieten. Mit zunehmender Höhe verändern sich meßbar eine Reihe meteorologischer Größen, was zu Anpassungsvorgängen in der Haut sowie im Immun- und Stoffwechselsystem der Patienten führt. In der Klimatherapie der Neurodermitis wird eine umfassende klassisch-dermatologische stationäre Therapie mit klimatischen Gegebenheiten kombiniert, die als „Reizklimate" mit zusätzlichen bestimmten Temperatur-, Feuchtigkeits-, Wind- und Sonnenbedingungen nachgewiesenermaßen einen besonderen therapeutischen Effekt auf die Erkrankung haben. Unter „Reizklima" versteht man ein Klima mit täglichem starkem Wechsel von einzelnen Klimaelementen, was für den Organismus zu einer allgemeinen Umstellung der vegetativen und immunologischen Reaktionslage und damit zu einer generellen unspezifischen Umstimmung und Stabilisierung führt.

Eine therapeutische Bedeutung erlangt die Klimatherapie bei der Neurodermitis insbesondere durch die sog. steroidsparende Wirkung. Im Sinne einer möglichst nebenwirkungsarmen Therapie ist grundsätzlich die Reduktion externer und gegebenenfalls interner Kortisonzubereitungen wünschenswert. Dieser Effekt tritt bei einer Klimatherapie in der Regel bereits in der ersten Therapiewoche auf. Für die klimatisch besonders geschützte Hochgebirgs-Tallage von Davos konnte in langjährigen Untersuchungen mehrerer Arbeitsgruppen ein besonderer Langzeiteffekt der Klimatherapie nachgewiesen werden.

Gelegentlich wird angeführt, daß in vielen Fällen nicht das Klima, sondern allein die Psyche den Therapieeffekt ausmache. Im Sinne einer ganzheitlichen Therapie können hier jedoch keine klaren Trennungen vollzogen werden. So wirkt der erniedrigte Sauerstoffpartialdruck in über 1500 m Höhe langfristig vegetativ stabilisierend auf Psyche und Mikrozirkulation des Blutes. Aufgrund der Komplexität der Wechselwirkungen zwischen menschlichem Organismus und Klima konnte die Wirkungsweise der einzelnen Klimaelemente bisher nur ansatzweise aufgeklärt werden.

Die beschriebenen Reizklimazonen zeichnen sich im allgemeinen durch eine besondere Allergenarmut (Hausstaubmilben, Pollen) aus. So sind insbesondere für Hausstaubmilben die ökologischen Bedingungen im Hochgebirgsklima so ungünstig, daß die Belastung mit Hausstaubmilbenallergen dort zu vernachlässigen ist – für viele Patienten mit Neurodermitis ein Faktor von immenser Bedeutung. Die Klimatherapie der Neurodermitis sollte aufgrund der zeitlich aufwendigen Anpassung über mindestens 4–6 Wochen durchgeführt werden. Dabei werden individuelle diätetische Maßnahmen mit verhaltenstherapeutischen Konzepten, Heliotherapie und klassisch-dermatologischer Therapie kombiniert. Selbstverständlich gibt es auch speziell auf Kinder bzw. Mutter mit Kind ausgerichtete therapeutische Konzepte.

Innerliche Behandlung

*Kortison*
Die innerliche Gabe von Kortikosteroiden bei Neurodermitis ist fast immer vermeidbar. In ganz seltenen, schweren Fällen sollte die Einleitung und Überwachung der Therapie dem Dermatologen vorbehalten bleiben.

*Antihistaminika während akuter Schübe*
Der quälende Juckreiz, besonders im Rahmen akuter Schübe, ist äußerst belastend. Unsere Erfahrungen zeigen deutlich, daß der Einsatz von beruhigenden Antihistaminika (Substanzen, die Wirkungen des körpereigenen Histamins abschwächen bzw. aufheben) die äußerliche Behandlung unterstützt und daß die zur Anwendung kommenden Substanzen in der Regel sehr gut vertragen werden. Antihistaminika werden über ein bis zwei Wochen verabreicht, manchmal auch länger. Auch die neuen nicht müde machenden Antihistaminika scheinen über juckreizstillende Eigenschaften zu verfügen.

*Antimikrobielle Behandlung*
Nicht nur nässende Hautveränderungen bei der Neurodermitis zeigen eine hohe Besiedelung mit dem Bakterium *Staphylococcus aureus*. Äußerliche Antiseptika und innerliche Antibiotika sind deshalb bei vielen Patienten mit verschlimmerter Neuro-

dermitis notwendig und führen oft zu einer raschen Besserung der Hautveränderungen. Bei der Auswahl des Antibiotikums ist an Resistenzen der Keime zu denken.

## Weitere unterstützende Maßnahmen

Während die meisten Patienten mit Neurodermitis unter Meidung der für sie relevanten Provokationsfaktoren, kombiniert mit einer dem Hautzustand angepaßten Basisbehandlung und den oben genannten Richtlinien zur Interventionsbehandlung, bei akuten Verschlimmerungen eine deutliche Besserung ihrer Hautveränderungen erreichen, gibt es eine Minderheit von Patienten (schätzungsweise 5%), bei denen diese Maßnahmen nicht zum Erfolg führen. In diesen Fällen stehen verschiedene therapeutische Alternativen auf wissenschaftlicher Basis zur Verfügung, die in den letzten Jahren zum klinischen Einsatz kamen.

### *Interferon(IFN)-Therapie*
Weil sich bei der Neurodermitis ein Ungleichgewicht zwischen einer eingeschränkten Interferon-gamma- und einer erhöhten Interleukin-4-Bildung feststellen läßt, wurde der Einfluß von Interferon-gamma in der Behandlung der schweren Neurodermitis untersucht. Die subkutane Gabe von $3 \times 10^6$ I.E. Interferon-gamma dreimal wöchentlich führte zu einer deutlichen Besserung der Hautveränderungen. In einer wissenschaftlichen Studie stellte sich die tägliche, über einen Zeitraum von zwölf Wochen durchgeführte Gabe von Interferon-gamma als eine sichere, von den Patienten gut angenommene, effektive Behandlung zur Reduktion der entzündlichen und klinischen Symptome heraus, obgleich die Gesamtansprechrate weniger eindrucksvoll war.

Dennoch muß man festhalten, daß eine abschließende Beurteilung der Interferon-Therapie zum gegenwärtigen Zeitpunkt aufgrund mangelnder Daten noch nicht möglich ist.

*Cyclosporin-A (CyA)-Behandlung*

Cyclosporin ist eine Substanz, die überwiegend in der Transplantationsmedizin zum Einsatz kommt, um die Abstoßung des Spenderorgans durch das Immunsystem des Organempfängers zu verhindern. CyA ist also eine stark immunsupprimierende Substanz. Hieraus erklären sich die erwünschten, aber auch die unerwünschten Wirkungen.

Die Wirksamkeit von CyA ist durch mehrere Untersuchungen belegt. Jedoch sollte die Substanz nur in Ausnahmefällen zum Einsatz kommen, da die Zahl möglicher, teilweise auch schwerer Nebenwirkungen hoch ist und die Substanz in der ganz überwiegenden Zahl der Fälle die Krankheitssymptome nur unterdrückt und nicht zu einer vollständigen Heilung führt. Die dazu notwendigen engmaschigen Laborkontrollen gehören in die Hände eines mit dem Einsatz von Cyclosporin erfahrenen Therapeuten. Eine aussichtsreiche Weiterentwicklung stellen örtlich anwendbare Immunsuppressiva (Immunreaktionen unterdrückende Substanzen) dar; der Vorteil besteht in deutlich geringeren allgemeinen Nebenwirkungen.

## Vom „Patienten-Management" zum „Selbst-Management" – Ein wichtiges Behandlungskonzept

Trotz großer Fortschritte in der experimentellen Allergologie und Dermatologie besteht immer noch eine gewaltige Kluft zwischen Grundlagenforschung und klinischem Alltag. Es ist deshalb wichtig, ein Gesamtkonzept zu entwickeln, das nutzbringende Ansatzpunkte auf allen Ebenen – von der Klinik, Diagnostik, Therapie bis zur Vorbeugung – bei dieser Erkrankung umfaßt. Basis dieses Konzeptes ist ein vertrauensvolles Verhältnis zwischen Arzt und Patient, der über Natur und Verlauf seiner Hauterkrankung, die bekannten pathophysiologischen Faktoren und therapeutischen Möglichkeiten aufgeklärt wird. Es ist für Betroffene wichtig, sich klarzumachen, daß es keine simplen „Wundermittel" gibt, daß vielmehr aktive Mitarbeit gefordert ist. Die Neurodermitis kann durch individual-spezifische Maßnahmen der symptomatischen Therapie und durch das Vermeiden von Provokationsfaktoren langfristig zufriedenstellend gebessert werden. Von der „Unheilbarkeit" der Neurodermitis kann deshalb keine Rede sein.

Auf der Basis der genetischen Disposition (hier können derzeit therapeutische Maßnahmen nicht angreifen) sind es ja Umwelteinflüsse, die bei jedem Patienten in unterschiedlicher Weise in der Lage sind, ekzematöse Hauterscheinungen zu provozieren, zu unterhalten oder zu verschlechtern. Diese „Auslösefaktoren" können in unspezifische (meist irritativ-toxischer Natur) und spezifische (auf dem Boden einer individuellen Überempfindlichkeit) eingeteilt werden. Das daraus resultierende Behandlungskonzept heißt für den Hautarzt viel mehr, als nur ein Rezept auszustellen, er muß Rat geben zu Kleidung, Wohnung, Berufswahl, Urlaubsplanung etc. Für dieses Behandlungskonzept haben wir den Namen „Patienten-Management" vorgeschlagen, das langfristig in „Selbst-Management" übergehen muß. Hier sind „Schulungskurse" hilfreich. Im Anhang dieses Buches finden sich hierzu Vorschläge.

## „Schulmedizin" und „Alternativmedizin" – Ein Widerspruch?

Neben den schulmedizinischen Verfahren, die zahlreiche „Alternativen" bieten, gibt es eine Reihe von „unkonventionellen" Therapie- und Diagnoseverfahren, die sowohl im Hinblick auf Nutzen als auch auf unerwünschte Wirkungen durchaus unterschiedlich zu bewerten sind. Eine Darstellung all dieser Verfahren würde den hier vorgegebenen Rahmen sprengen. Untersuchungen zeigen, daß sowohl auf seiten der Ärzte als auch bei den Patienten ein deutliches Interesse an unkonventionellen Heilmethoden besteht. Insbesondere bei chronischen Erkrankungen und funktionellen Beschwerden bzw. Therapieresistenz suchen die Patienten nach Alternativen. Dies geschieht meistens parallel zu einer „schulmedizinischen Behandlung". Welche Verfahren am verbreitetsten sind, variiert stark in Abhängigkeit vom Untersuchungsort und der untersuchten Gruppe (regionale und sozioökonomische Faktoren).

Im Einzelfall sollten Vor- und Nachteile einer erwünschten unkonventionellen Therapie mit dem behandelnden Dermatologen besprochen werden. Jedenfalls müssen „Schulmedizin" und „Alternativmedizin" keinen Widerspruch darstellen, sondern können sich durchaus im Interesse des Patienten ergänzen. Ein Beispiel für erfolgreiche Zusammenarbeit zwischen Wissenschaft und Naturheilkunde ist die Arbeitsgruppe „Naturstoffe und Komplementärmedizin" der Deutschen Gesellschaft für Allergologie und Klinische Immunologie (DGAI), die von Professor Dorsch ins Leben gerufen wurde und geleitet wird. Sie bemüht sich, den Spuren pflanzlicher Wirkungen, ganz gleich welcher geographischer oder ethnischer Herkunft, zu folgen und wissenschaftliche Erkenntnisse über sie zu gewinnen.

Was erwarten die Patienten?

Die Patienten erwarten Heilung, ganz gleich wie. Einer der dümmsten Sprüche in diesem Zusammenhang lautet „Wer heilt, hat recht!". Das ist genauso gescheit wie „Wer gewinnt, ist schön!". Wer heilt, hat geheilt, und das ist gut so. Aber er hat damit noch lange nicht recht. Er kann den einen heilen und den nächsten umbringen, weil er eben doch unrecht hat. Medizinische Behandlung bewegt sich immer zwischen den Polen Magie, Erfahrung, Wissenschaft.

An vielen Orten der Welt gibt es nur Magie, wir sollten als wissenschaftliche Mediziner diesen Aspekt nicht außer acht lassen. Menschen sind nicht nur rational, d. h. durch ihren Verstand gesteuert, und sie werden besonders um die Jahrtausendwende immer irrationaler. Da heißt es für uns Ärzte, größtmögliche Ruhe und Toleranz zu bewahren. Toleranz gibt es jedoch nur gegenüber Menschen, nicht auf wissenschaftlichem Gebiet gegenüber Ideen. Es ist daher keineswegs angemessen, einen Patienten zu tadeln, der erzählt, daß er beim Pendeln oder bei der Bioresonanz war, allerdings müssen wir ihm sagen – und das sind wir ihm und unserer Ehrlichkeit schuldig –, daß diese Methoden nichts taugen! Es gibt verschiedene Stufen der

Plausibilität von unbekannten, prüfenswerten bis hin zu unbewiesenen oder gar widerlegten Verfahren. Nach den Prinzipien der Erkenntnistheorie von Aristoteles bis Karl Popper können wir immer nur einen Effekt oder eine Wirksamkeit beweisen, die Nicht-Wirksamkeit eines Verfahrens läßt sich kaum mit Sicherheit zeigen. Wir habe eine dreijährige Studie über den Einsatz der Homöopathie bei Neurodermitis gemeinsam mit einem sehr seriösen Homöopathen gemacht, unter Berücksichtigung aller Kriterien, die an eine solide wissenschaftliche Studie gestellt werden (Placebokontrolle). Es ließ sich kein Unterschied zwischen Placebo und echtem homöopathischem Medikament feststellen. Wir konnten also keine Wirksamkeit nachweisen; d. h. aber nicht, daß wir bewiesen haben, daß Homöopathie nicht wirkt. Allerdings sollten die Verfechter einer Methode den Beweis der Wirksamkeit erbringen, wenn sie erwarten, daß andere die Methode übernehmen oder die Solidargemeinschaft die Kosten tragen soll.

Kranke schätzen besonders, daß sich alternativ ausgerichtete Therapeuten oft mehr Zeit für sie nehmen als ihr niedergelassener Kassenarzt, um die seelischen Aspekte sowie individuelle, oft auch biographische Ereignisse der Krankengeschichte zu erfragen. Zeitdruck und Überlastung werden oft als Hauptkritik an den behandelnden Schulmedizinern angegeben. Patienten sind deshalb nicht selten bereit, alternativen Therapeuten viel Geld zu bezahlen, wohingegen der Kassenarzt eine immer niedriger werdene Pauschale erhält.

Seit langem ist in der Medizin der sog. Placeboeffekt bekannt und in wissenschaftlichen Untersuchungen nachgewiesen. Unter einem Placebo versteht man eine wirkungslose Substanz, von der der Patient jedoch annimmt, daß es sich um ein wirkungsvolles Medikament handelt. Der Placeboeffekt beschreibt die Heilung von Krankheiten durch objektiv wirkungslose Substanzen oder Verfahren, ein Phänomen, daß in ca. einem Drittel aller Fälle zu beobachten sein soll. Auch Ärzte oder Therapeuten können über ihre Suggestion eine Placebowirkung ausüben. Bei der wissenschaftlichen Untersuchung von Medikamenten oder Behandlungsverfahren müssen sich zu prüfende Substanzen und Verfahren immer am Placebo messen lassen, d.h., sie müssen besser wirken als ein Placebo und dürfen nicht mehr schaden.

Wer einmal placebokontrollierte Studien durchgeführt hat, weiß, wieviel die ärztliche Suggestion vermag. Wir bekommen heute noch Dankesbriefe von Patienten, die in einer Placebo-Gruppe behandelt wurden und darunter abgeheilt sind! Ein positiver Placeboeffekt wird um so höher sein, je hoffnungsvoller der Kranke damit rechnet. Wir dürfen aber keinesfalls aus der Heilung eines einzelnen den Schluß der Wirksamkeit eines Verfahrens für andere ableiten. Im übrigen sollte man nicht verschweigen, daß Placebos auch Nebenwirkungen verursachen können!

Die Grenzen zwischen dem verantwortungsvollen Einsatz von Placebowirkungen, Scharlatanerie und schlichtem Betrug sind fließend. Auf Heilung hoffend, werden sich immer wieder Patienten finden, die auch noch so bizarren Behandlungsmethoden mit Überzeugung folgen. Unkonventionelle Therapeuten berufen sich gerne auf solche positiven Einzelfälle, können jedoch keine kontrollierten wissenschaftlichen Studien vorlegen.

Die Vorstellungen von „Krankheit" und „Gesundheit", „Heilmitteln" und „Schadstoffen" sind immer ganz entscheidend durch geschichtliche und gesellschaftliche Strömungen beeinflußt und daher wechselhaft. In vorwissenschaftlicher Zeit empfand sich der Mensch als Bestandteil der Natur und seiner Religion. Sachliche Erklärungen für biologische Abläufe fehlten, so daß seine Beobachtungen relativ willkürlich gedeutet und in die religiöse und politische Weltanschauung integriert wurden. Heutzutage ist zu beobachten, daß es viele Menschen gibt, die eine gewisse Sehnsucht nach dieser vorwissenschaftlichen Zeit zu haben scheinen. In der romantischen Vorstellung, daß „Seele" und „Körper" damals noch eine „Einheit" gewesen seien, versuchen sie, moderne Erkenntnisse zu ignorieren. Der wissenschaftliche Fortschritt, insbesondere auf dem Gebiet der Genetik und Gentechnologie, ist für sie erschreckend. Hieraus entsteht eine eigenartige Mischung aus

Fragmenten moderner Erkenntnisse einerseits und spiritistischen Ritualen andererseits. Trotz allen biologischen Wissens ist es bisher noch nicht gelungen, das Wesen der menschlichen Seele genau zu erfassen. Es ist deshalb nicht ganz unverständlich, daß Vorstellungen von „Körperschwingungen", „Resonanzen", „Feldern" und nicht greifbaren „Energien" aufkommen können. Krankheit wird als Störung dieser ursprünglich „harmonischen" Erscheinungen interpretiert, ein großer Teil alternativer Verfahren greift daher auch an diesem Punkt an. Zur Wiederherstellung der Harmonie werden meditative, diätetische, medikamentöse und apparative Verfahren angeboten, die aus schulmedizinischer Sicht hinsichtlich ihrer möglichen Schädlichkeit unterschiedlich zu bewerten sind. Einige im Zusammenhang mit Neurodermitis häufig angewandte Verfahren wollen wir kurz darstellen.

Phytotherapie

Diese beschreibt die Therapie mit Pflanzen bzw. deren Auszügen. Viele wirksame Arzneisubstanzen sind pflanzlichen Ursprungs, z.B. Digitalis aus Fingerhut, Opium aus Mohn, Aspirin aus Weidenrinde oder das modene Zytostatikum Taxol als Wirkstoff der Eibe. Bei Phytotherapeutika unterscheidet man zwischen dem Einsatz der Pflanze selbst, zumeist in getrockneter Form, oder als Auszug und den von der Pharmaindustrie hergestellten Präparaten. Meistens wird angenommen, daß pflanzliche Präparate weniger Nebenwirkungen haben als chemisch hergestellte. Wie die oben erwähnten Beispiele zeigen, ist das leider nicht der Fall. Vergiftungen mit Digitalis sind ebenso wie Opiatabhängigkeit lebensgefährlich, schwere Allergien auf pflanzliche Stoffe sind bekannt.

Die Qualität von Phytopharmaka ist sehr unterschiedlich, sowohl was die Zusammensetzung, Wirksamkeit als auch mögliche Verunreinigungen z.B. durch Schwermetalle betrifft. Die meisten Zubereitungen können rezeptfrei in der Apotheke gekauft werden, zumeist von Patienten, die sich selbst behandeln wollen. Speziell für Menschen mit Neurodermitis und

Allergieneigung ist das möglicherweise problematisch. Wie wir wissen, sind viele starke Allergene pflanzlichen Ursprungs. Bei äußerlicher Anwendung von pflanzlichen Salben und Badezusätzen können sehr ausgeprägte allergische Reaktionen auftreten. Bei vorhandenen Nahrungsmittelallergien kann durch eventuelle Kreuzallergien bei Einnahme von Pflanzenauszügen oder Tees sogar ein allergischer Schock provoziert werden. Nach Einnahme bestimmter Pflanzen, z.B. Johanniskraut, kann sich eine Lichtempfindlichkeit ausbilden, die dann in Verbindung mit Sonnenbestrahlung zu schweren Verbrennungen oder Sonnenallergien führen kann. Der Einsatz von pflanzlichen Arzneimitteln ist deshalb gerade bei allergiegefährdeten Patienten eine Behandlungsform, die auch Risiken birgt und hautärztliche Erfahrung verlangt.

Homöopathie

Die Homöopathie geht auf den Arzt Samuel Hahnemann (1755–1843) zurück. Ein therapeutischer Grundpfeiler ist die „Ähnlichkeitsregel". Diese besagt vereinfacht, daß zur Behandlung eines Krankheitssymptoms eine Arznei verwendet werden soll, die ein ähnliches Leiden verursachen kann. Äußeres Merkmal der Homöopathie sind ihre Arzneimittel. Es sind Tropfen oder Kügelchen, Tabletten oder Spritzen mit extrem verdünnten Arzneistoffen. Unabdingbare Voraussetzung für eine homöopathische Behandlung ist die gründliche Befragung und Untersuchung des Patienten. Hierbei muß einerseits geklärt werden, ob eine homöopathische Behandlung überhaupt in Frage kommt, andererseits muß das individuelle Krankheitsbild sowie Persönlichkeitsmerkmale des Ratsuchenden detailliert erfragt werden. Domäne homöopathischer Behandlungen sind chronische Erkrankungen, wozu auch viele Hautkrankheiten gehören. Ein naturwissenschaftlicher Nachweis der Wirksamkeit der Homöopathie konnte bisher nicht erbracht werden.

Homöopathische Arzneimittel gelten juristisch als „Arzneimittel besonderer Therapierichtung" und werden daher auch ohne naturwissenschaftlichen Nachweis auf dem Markt belassen. In der Hand eines verantwortungsvollen und gut ausgebildeten Arztes kann die Homöopathie eine sehr gute Therapieform für den einzelnen Patienten sein. Wichtig ist, daß keine notwendigen Behandlungen versäumt werden. Schwere allergische Reaktionen stellen die Grenzen alleiniger homöopathischer Behandlungen dar. Wünscht ein Neurodermitispatient homöopathische Behandlung, so sollte er offen mit dem behandelnden Dermatologen hierüber sprechen, oft wird dieser seriöse Homöopathen benennen können und auf mögliche Wechselwirkungen zwischen schulmedizinischen Medikamenten und homöopathischen Arzneizubereitungen Rücksicht nehmen, so daß eine gemeinsame Behandlung im Interesse des Patienten möglich ist.

## Fernöstliche Therapieverfahren

In den letzten Jahrzehnten ist in westlichen Ländern das Interesse an fernöstlichen Heilweisen stetig angestiegen. Über die Ursachen hierfür kann man nur spekulieren. Ein grundsätzliches Problem stellt die Übertragbarkeit dieser in ihren jeweiligen kulturellen, religiösen und gesellschaftlichen Bedingungen verwurzelten Systeme auf unsere westlichen Verhältnisse dar. Meistens werden einzelne Stücke einer in sich geschlossenen Methode übernommen und je nach Geschmack in ein eigenes Gedankengebilde eingebaut. Das Resultat hat oft mit der ursprünglichen Methode nicht mehr viel gemeinsam, sondern stellt ein individuelles Stückwerk dar, das dann unter vielfältigen Phantasiebezeichnungen angeboten wird.

Wenn wir an dieser Stelle besonders auf mögliche Gefahren hinweisen, so muß betont werden, daß viele klassische Therapieformen, z.B. Akupunktur, traditionelle chinesische Medizin, meditative Entspannungsformen, in der Hand eines seriösen Therapeuten dem Patienten großen Nutzen bringen können. Allerdings gibt es auf diesem gewinnträchtigen Sektor viel Scharlatanerie. Manche exotischen Heilkräutersalben oder Tees enthalten Kortisonbeimengungen, was die „Wunderkraft" einfach erklärt. Es gibt Berichte über chronische Vergiftungen nach Anwendung von importierten Kräutertees, Blei- und Arsenvergiftungen durch Pillen, Organversagen nach Diäten und Psychosen infolge psychodynamischer Kurse.

Durch ihre zumeist negativen Erfahrungen mit ihrer chronischen Krankheit – bei Hautkrankheiten ist dies zusätzlich die soziale Isolation durch die möglicherweise mit der Krankheit einhergehende Entstellung – werden Menschen zu leichten Opfern von Psychosekten. Gerade auf dem Gebiet der Entspannungstechniken sowie psychodynamischer Trainings- und Hilfskurse ist größte Vorsicht geboten, wem man sich anvertraut. Erster Ansprechpartner sollten auch hier der Arzt, offizielle Beratungsstellen oder Klinikambulanzen psychosomatischer und psychiatrischer Abteilungen sein.

*Traditionelle chinesische Medizin (TCM)*
In Deutschland kommt die Einnahme von chinesischen Heilkräutern als Tee, der eine Mischung von chinesischen Ärzten individuell zusammengestellter Kräuter enthält, bisher noch wenig zum Einsatz. Sowohl bei Erwachsenen als auch bei Kindern konnte die Wirksamkeit dieser Behandlung in klinischen Untersuchungen bestätigt werden. Jedoch gibt es Bedenken bezüglich der Sicherheit einer derartigen Behandlung, wobei vor allem die mögliche Schädigung der Leber im Vordergrund der Bedenken steht.

Derzeit kann daher die TCM keinesfalls als Standardbehandlung der Neurodermitis gewertet werden. Wenn überhaupt, sollte sie nur unter strikter ärztlicher Kontrolle durchgeführt werden und nur bei den Patienten, bei denen sich mit einer konventionellen Behandlung keine Besserung ihrer Hautveränderungen erreichen läßt.

## „Umweltkrankheiten" und Klinische Ökologie

Vertreter dieser in den westlichen Ländern sehr verbreiteten Richtung, vor allem unter vielen Naturheilern, hängen dem Glauben an, Überempfindlichkeiten gegen Nahrungsmittel und die wachsende Umweltverschmutzung seien Hauptursache zahlreicher chronischer und seelischer Krankheiten. Gerne wird hierfür auch das Schlagwort „Allergien" verwendet. Unter „Allergien" werden dabei nicht nur immunologische Prozesse, wie in der Schulmedizin üblich, verstanden, sondern jegliche Befindlichkeitsstörung durch Schadstoffe oder Lebensmittel. Nachweisbare Immunreaktionen werden als „Schwächung" des Immunsystems durch eine Vielzahl von Stressoren interpretiert. Hier gibt es praktisch nichts in der uns umgebenden Welt, was nicht als Auslöser diffuser Symptome (Müdigkeit, Konzentrationsschwäche, Haarausfall, Schweißneigung, Verdauungsstörungen, Herzklopfen, Schlaflosigkeit usw.) herangezogen würde.

Bei entsprechendem Verdacht setzt der seriöse Allergologe allergologische Testungen ein, um echte Allergien zu identifizieren; im nächsten Schritt wird eine symptomatische Behandlung angeschlossen. Demgegenüber ist die sogenannte „Entgiftung" ein mehr oder weniger schädliches Verfahren, das in der Regel nicht eingesetzt werden darf. Auch strenge Diäten bis hin zu exzessiven Darmspülungen können schwer krank machen.

Eine Ursache für diese Entwicklungen dürfte in der mangelnden Aufklärung über die tatsächlichen immunologischen und toxikologischen Abläufe bestehen. Unser Leitfaden soll hier ein Ansatz zur Information sein. Wissen schützt grundsätzlich vor Ausnutzbarkeit und Scharlatanerie, Nicht-Wissen macht abhängig!

## Bioresonanz, Pendeln, Kinesiologie, Elektroakupunktur nach Voll

Besondere Aufmerksamkeit erregt die „neue Apparatemedizin". Hier verbindet sich der magische Guru mit „High-Tech". Mehr oder weniger aufwendige Gerätschaften sollen eine Vielzahl von Krankheiten erkennen und möglichst in gleicher Sitzung behandeln. Im Grundgedanken vermischen sich mit unterschiedlichen Schwerpunkten Aspekte der chinesischen

Medizin mit Elektrotherapie und Spiritismus. Krankheiten bedeuten eine Störung von körpereigenen elektromagnetischen Schwingungen, oder sie stellen „Störherde" im Körper dar, die mittels der Geräte angeblich geortet und behandelt werden können.

Ein Hauptbetätigungsfeld stellt die „Allergiediagnostik" und „Allergietherapie" dar. Oftmals ohne die geringste Vorstellung über immunologische Zusammenhänge werden auf mehr oder weniger bizarre Weise, entweder durch Zeigerausschläge auf einem „Meßgerät", durch Muskelwiderstände oder den Ausschlag von Pendeln, immer mehr Umweltsubstanzen als allergieauslösend oder vergiftend bezeichnet. Jede Befindlichkeitsstörung wird in einen ursächlichen Zusammenhang gebracht, und es ist gar nicht selten, daß Patienten am Ende „allergisch auf alles" sind und Diäten einhalten, die sie an den Rand der Unterernährung bringen. Als besonders verwerflich muß die Tatsache gelten, daß selbst approbierte Ärzte vor solch unseriösen Methoden nicht zurückschrecken, sondern versuchen, außerhalb der budgetierten Kassenmedizin mit derartigen Verfahren zu prosperieren.

In den seltenen Fällen, in denen sich diese „alternativen" Verfahren der wissenschaftlichen Untersuchung und dem Vergleich mit klassischen allergologischen Behandlungsweisen stellten, zeigte sich, daß kein einziges Verfahren dazu geeignet war, die klassischen Therapien zu ergänzen, geschweige denn zu ersetzen.

Wir möchten deshalb hinsichtlich Diagnostik und Therapie von Neurodermitis und Allergien von diesen (Bioresonanz, Kinesiologie, Pendeln, Elektroakupunktur nach Voll) und verwandten Methoden dringend abraten. Sie sind wissenschaftlich unbewiesen bzw. widerlegt und bergen die Gefahr, daß notwendige und bisweilen lebensrettende Verfahren in Diagnostik und Therapie versäumt werden.

# 10. Vorbeugung und Pflege

Unter Prävention versteht man Maßnahmen zu Verhinderung von Krankheiten bzw. von Schäden und Folgen eingetretener Erkrankungen. Man unterscheidet zwischen primärer, sekundärer und tertiärer Prävention.

**Primärprävention**

Diese befaßt sich definitionsgemäß mit der Verhinderung einer Erkrankung durch Beseitigung ursächlicher Faktoren und betrifft naturgemäß hauptsächlich die Kindheitsphase. Hierzu müssen die Ursachen der Erkrankung bekannt sein. Aus dem oben Dargestellten ergibt sich, daß dies bei atopischen Erkrankungen, hier besonders der Neurodermitis, nur für bestimmte Teilaspekte gilt. Dennoch lassen sich aus den vorliegenden Untersuchungen wichtige allgemeine Empfehlungen ableiten: Im Vordergrund steht die Vermeidung möglicher Reizstoffe, Allergene sowie allergiefördernder Schadstoffe zusammen mit sachgerechter Hautpflege.

Diese Vermeidung wird primär solchen Familien empfohlen, bei denen ein erhöhtes Atopie-Risiko besteht. Man weiß aus klinisch-genetischen Untersuchungen und Zwillingsstudien, daß, wenn beide Eltern betroffen sind sowie mit ansteigender Zahl betroffener Geschwister, das Risiko einer atopischen Erkrankung steigt. Je nach aktueller Lebensphase müssen die Empfehlungen für die Schwangerschaft oder die Neugeborenenphase modifiziert werden.

Familienbelastung

Da die molekulare Natur der genetischen Disposition noch wenig geklärt ist und darüber hinaus angenommen wird, daß verschiedene Gene auf unterschiedlichen Chromosomen für die Entwicklung einer Atopie verantwortlich sind, ist ein einfaches „Genscreening" derzeit nicht möglich. Außerdem muß man sich die Frage stellen, ob eine solche Möglichkeit überhaupt wünschenswert wäre.

## Laborbestimmung aus dem Nabelschnurblut

Die Bestimmung von immunologischen Werten im Nabelschnurblut, auf die vor einigen Jahren große Hoffnungen gesetzt wurde, ist immer noch Gegenstand wissenschaftlicher Auseinandersetzung. Aus dem Nabelschnurblut wird hierbei sowohl die Konzentration an IgE als auch die Zahl der T-Lymphozyten sowie deren Untergruppen bestimmt. Dabei sind auch synergistische, d.h. sich gegenseitig verstärkende Effekte von Disposition und Umwelteinflüssen zu berücksichtigen.

Insgesamt muß man feststellen, daß zum gegenwärtigen Zeitpunkt noch kein Laborwert als geeignet für ein bevölkerungsweites Screening (Verfahren zur Reihenuntersuchung, allgemeiner Suchtest) angesehen werden kann.

## Schwangerschaft und Stillen

Ein wesentlicher Faktor in der Entwicklung einer allergischen Sensibilisierung ist – wie schon gesagt – die Begegnung mit dem betreffenden Allergen. Es gibt eindeutige Studien, die dies belegen. In den ersten Lebensmonaten sind Nahrungsmittelallergene von ganz entscheidender Bedeutung. Häufig sind die ersten nachweisbaren IgE-vermittelten Sensibilisierungen gegen Bestandteile der Nahrung, wie z.B. Kuhmilch und Hühnereiweiß, gerichtet. Deshalb ist die konsequente Brustmilchernährung für mindestens sechs Monate die einzige derzeit bekannte „pauschal antiallergische" Diät, die sich in zahlreichen Studien als wirksam erwiesen hat. Zumindest kommt es zu einem verzögerten und möglicherweise auch abgemilderten Auftreten von allergischen Erkrankungen.

Inwieweit dem positiven Effekt der Muttermilch lediglich das Prinzip der Allergenvermeidung zugrunde liegt oder in der Muttermilch möglicherweise zusätzlich schützende Faktoren vorhanden sind, ist derzeit noch unklar. Die Tatsache, daß über die Muttermilch auch kleinste Mengen von als Allergen wirksamen Bestandteilen der mütterlichen Ernährung dem Säugling zugeführt werden und bei diesem möglicherweise zu Sensibilisierungen führen könnten, hat zu Diätempfehlungen für stillende Mütter geführt. In skandinavischen Studien konnte hier tatsächlich ein gewisser Effekt bei Müttern beobachtet werden, die die wichtigsten Allergene vermieden. Insgesamt kann man jedoch zum gegenwärtigen Zeitpunkt keine diätetische Empfehlung für die Stillzeit geben, da diese nach dem derzeitigen Kenntnisstand keinen Einfluß auf das Allergierisiko beim Kind hat.

Sollte das Stillen aus verschiedenen Gründen nicht möglich sein, so sollte bei entsprechender Prädisposition auf Kuhmilch verzichtet werden. Kuhmilchersatz ist mit Kuhmilch-Hydrolysaten oder Johannisbrotkernprodukten möglich.

Eine weitere sehr wirkungsvolle Maßnahme ist der Verzicht auf Tabakrauchen besonders während der Schwangerschaft und Stillzeit.

Praktische Empfehlungen zur Vorbeugung bei erhöhtem Atopie-Risiko

*Vor der Geburt (während der Schwangerschaft):*
- Verzicht auf Rauchen,
- Allergenkarenz (z.B. Verminderung der Konzentration von Innenraumallergenen, wie etwa Verzicht auf Haustiere, Verminderung von Hausstaub und Verringerung der Hausstaubmilbendichte).

*Empfehlungen während der Perinatalzeit*
*(Zeit zwischen dem Ende der 28. Schwangerschaftswoche und dem siebenten Lebenstag nach der Geburt):*
- Motivation zum ausschließlichen Stillen,
- Verzicht auf unveränderte Kuhmilch- und Sojaprodukte (wenn die Brustmilchernährung nicht möglich ist, geeignete hypoallergene Säuglingsnahrung verwenden).

*Nach der Geburt (frühe Neugeborenenzeit):*
- Brustmilchernährung über mindestens sechs Monate,
- Vermeidung von fester Nahrung,
- Vermeidung von potenten Allergenen in der Ernährung der Mutter (bei Hochrisiko),
- Verzicht auf Rauchen,
- Verzicht auf pelz- und federtragende Tiere oder Gegenstände,
- evtl. Wohnraumsanierung zur Verminderung der Hausstaubmilbendichte (Matratzen-, Bettüberzüge etc.) bei hohem Risiko.

*Vermeidung von irritierenden Stoffen*
Neben der Entwicklung der immunologischen Sensibilisierung kommt der unspezifischen Empfindlichkeit von Haut und Schleimhäuten bei Kindern mit atopischer Veranlagung eine entscheidende Bedeutung in der Entwicklung allergischer Symptome zu. Eine sorgfältige und individuell abgestimmte Hautpflege verbunden mit sachgerechter Kleidungsauswahl und Verzicht auf frühen Kontakt mit Modeschmuck (Ohrstecker!) gehört deshalb mit zu den primären Präventionsmaßnahmen.

Ist es bereits zum Ausbruch einer Neurodermitis gekommen, müssen Maßnahmen ergriffen werden, die einen erneuten Ausbruch oder eine Verschlimmerung des Ekzems möglichst effektiv verhüten.

## Sekundärprävention

Die Sekundärprävention beschreibt bei bereits erkennbar gewordener atopischer Veranlagung die Verhütung von Ekzemschüben.

### Der Mensch ist, was er ißt? – Allergenkarenz, Nahrungsmittelallergene, Nahrungsmittelzusatzstoffe

Besteht der Verdacht, daß Nahrungsmittel eine Rolle bei Ekzemschüben eines Patienten spielen, kann dies nur durch altersentsprechend konzipierte Suchdiäten oder kontrollierte Provokationstests bewiesen werden. Dies gilt auch für den seltenen Fall, daß Zusatzstoffe wie Farb- und Konservierungsstoffe ursächlich beteiligt sind. In der Praxis genügen manchmal wiederholte Eliminations- und Expositionsdiäten, wenn es sich um bereits weitgehend eingegrenzte Diätbereiche handelt. Bei Verdacht auf Nahrungsmittelallergie können auch bei Kleinkindern die erwähnten Hauttests und Laboruntersuchungen helfen. Im Fall des positiven Nachweises muß das verdächtigte Nahrungsmittel vermieden werden; das kann insbesondere bei versteckten Substanzen in Fertigprodukten bisweilen Schwierigkeiten machen. Da Eliminationsdiäten bei Kindern zu Ernährungsstörungen führen können, gehört ihre Überwachung in die Hände eines Allergologen. Bei länger als zwei Wochen verabreichter Diät muß die Ernährung gegebenenfalls unter Hinzuziehung eines Oecotrophologen (Ernährungswissenschaftlers) auf ihren Nährstoffgehalt hin kontrolliert werden.

Grundsätzlich gilt, daß die meisten Menschen nur gegenüber wenigen Nahrungsmitteln klinisch relevante Unverträglichkeiten aufweisen. Pauschale Empfehlungen oder Verbote wie: kein weißer Zucker, keine Schokolade, kein Weißbrot, kein Schweinefleisch usw. sind daher selten sinnvoll.

Spezifische und unspezifische Maßnahmen

Präventive Maßnahmen gelten grundsätzlich sowohl für Kinder als auch für Erwachsene. Die Neurodermitis beginnt allerdings meistens bereits in der Kindheit oder Jugend, so daß sich einige der folgenden Hinweise auf diese Altersgruppe beziehen. Wie bei vielen Aspekten des Lebens gilt auch hier: Was Hänschen nicht lernt, lernt Hans nimmermehr!

Eine spezifische Präventionsmaßnahme stellt die oben beschriebene Allergiediagnostik und daraus folgende Allergenkarenz dar, die wirkungsvoll zur Elimination von Provokationsfaktoren führen kann. Hier ist ein hohes Maß an Motivation sowohl des betroffenen Menschen, bzw. bei Kindern der Eltern, als auch des betreuenden Allergologen und Hautarztes gefragt.

Die Hauttrockenheit als Ausdruck der „Ekzembereitschaft" fordert die wichtigsten Maßnahmen der Vorbeugung.

*Hautpflege*
Grundpfeiler ist eine regelmäßige Rückfettung mit Öl-in-Wasser- bzw. Wasser-in-Öl-Emulsionen (d.h. Salben oder Cremes). Bestimmte Inhaltsstoffe solcher Externa werden manchmal nicht vertragen, wie Propylenglykol oder speziell bei Kindern Harnstoff in höherer Konzentration.

*Hautreinigung*
Zur Hautpflege gehört ebenfalls die Vermeidung von aggressiven Seifen und Detergentien bei der Hautreinigung.

Zu häufiges Baden oder Duschen mit Seifen ist zu vermeiden, ebenso Schaumbäder.

Zum Waschen sollten alkalifreie Seifen oder Syndets verwendet werden.

Dem Badewasser sollte stets ein rückfettender Ölzusatz beigefügt werden.

*Kleidung*
Ein charakteristisches Merkmal von Patienten mit Neurodermitis ist die „Wolle-Überempfindlichkeit", die nur selten auf einer echten Allergie gegenüber Schafwolle beruht, sondern vielmehr eine verstärkte Empfindlichkeit auf den mechanischen Stimulus der feinen Wollfasern darstellt. In diesem Sinne sind auch vereinzelt gegebene Hinweise zu verstehen, daß Kleidung wegen der zu hohen Temperaturen und der daraus folgenden Schädigung und dem Rauhwerden der Fasern nicht dem elektrischen Trockner ausgesetzt werden sollte.

Wolle darf niemals direkt mit der Haut in Berührung kommen, stets sollte Baumwoll- oder Popelinwäsche unter wollener Kleidung getragen werden.

*Schutzimpfungen*
Vor Schutzimpfungen sollte Rücksprache mit dem behandelnden Hautarzt genommen werden. In akut entzündlichen Phasen der Neurodermitis sollten Schutzimpfungen, sofern nicht unbedingt erforderlich, zurückgestellt werden. Grundsätzlich bestehen jedoch keine Einwände gegen Schutzimpfungen.

*Schule*
Der Juckreiz stellt einerseits ein Frühsymptom vor der Entwicklung sichtbarer Ekzeme dar und begleitet diese andererseits. Besonders bei Kindern kann Juckreiz zu Unruhe und mangelhafter Konzentration führen, von seiten der Erzieher und Lehrer ist wegen dieses quälenden Symptoms Verständnis geboten. Gegen die Teilnahme am Sportunterricht und am Schulschwimmen bestehen grundsätzlich keine Bedenken, sofern nach der Dusche oder dem Bad eine Pflegecreme aufgetragen wird. Das gilt in besonderem Maße in stark mit Chlor behandelten Schul-Schwimmbädern.

Des weiteren ist zu bedenken, daß die empfindliche Ekzemhaut anfälliger gegenüber bestimmten Infektionskrankheiten der Haut ist, z.B. gegen Warzenviren. Nicht selten findet man bei Kindern ganze Beete von Dell- oder Fußwarzen. Eine hautärztliche Behandlung ist in frühen Stadien bei noch geringer Ausbreitung nicht aufwendig und sollte unbedingt durchgeführt werden. Es ist zwar tatsächlich so, daß Warzen auch von selbst verschwinden können, man sollte sich aber nicht darauf verlassen.

Werden Kinder in der Schule verköstigt, so müssen die zuständigen Lehrer über eventuell vorhandene Nahrungsmittelallergien informiert werden.

Insgesamt sollten Kinder mit Neurodermitis möglichst normal und wie ihre Schulkameraden und Altersgenossen behandelt werden. Übertriebene Schutzmaßnahmen wirken sich oft eher nachteilig aus.

*Berufswahl*
Im späteren Jugendalter ist die Meidung von Irritantien und Allergenen Gegenstand der Berufsberatung. Meistens handelt es sich in diesen Fällen bereits um mit Allergenen sensibilisierte Menschen oder solche, die bereits mehr oder weniger ausgeprägte klinische Zeichen eines Ekzems aufweisen. Hier gilt es, eine Verschlechterung bzw. das zusätzliche Auftreten von z.B. Asthma bronchiale bei vorhandener Hautempfindlichkeit zu verhindern. Berufe mit hohem Risiko bringen einen intensiven Kontakt mit potenten Allergenen (z.B. Bäcker, Koch, Tierpfleger) sowie hautreizenden oder hautschädigenden Stoffen (z.B. Friseur, Kfz-Mechaniker) mit sich. Mineralöle, Lösungsmittel, Staub und Sand, aber auch Wasser sind Beispiele für Irritantien, die auch ohne allergische Mechanismen Ekzemauslöser sein können, vor allem bei langfristigem Einwirken im Berufsleben. Generell wird daher von späteren Tätigkeiten mit starker Hautbelastung abgeraten, da die Empfindlichkeit gegenüber Irritantien auch nach vollständiger, langjähriger Rückbildung der Erkrankung oft erhalten bleibt. Selbst Tätigkeiten, bei denen man Hitze und UV-Strahlen ausgesetzt ist, werden möglicherweise nicht toleriert. Hier sollte im konkreten Fall der Hautarzt befragt werden, ob der gewünschte Beruf als geeignet erscheint, bevor spätere soziale Härten entstehen.

Von prophetischen Allergietestungen auf möglicherweise allergieauslösende Berufsstoffe muß hingegen grundsätzlich abgeraten werden, da einerseits die klinische Relevanz von Testergebnissen nicht uneingeschränkt beurteilt werden kann und andererseits auch andere als die getesteten Substanzen im Laufe des Lebens zu Allergien führen können, mithin Allergien nicht vorhersehbar sind.

*Hobbies und Haustiere*
Hautbelastende Hobbies, insbesondere solche, die eine erhöhte Belastung mit Reizstoffen zur Folge haben (z.B., Modellbau), sollten nicht gefördert werden.

Ein besonderes Problem stellt häufig der Wunsch nach oder das Vorhandensein von Haustieren da. Eindeutig ist der Fall, wenn bereits Sensibilisierungen gegen Tiere (Haut, Fell, Speichel etc.) sowie Atemwegssymptome wie Bronchialasthma oder Bindehautentzündungen der Augen (Konjunktivitis) bei Kontakt vorhanden sind. In diesem Fall sollte man sich von dem Tier trennen, auf die Anschaffung verzichten bzw. das Hobby (z. B. Reiten) aufgeben. Hyposensibilisierungen etwa gegen Katzen sind zwar prinzipiell möglich, aber grundsätzlich Spezialfällen vorbehalten und von zweifelhaftem Effekt.

*Ein besonderes Haustier: die Hausstaubmilbe*
Aeroallergene, d. h. Allergene, die sich in der Atemluft befinden, stellen etwa ab dem zweiten Lebensjahr eine zunehmende Sensibilisierungsquelle für Kleinkinder dar. Oberhalb eines Wertes von zwei Mikrogramm Hauptallergen der Hausstaubmilbe pro Gramm Staub im Wohnumfeld wurden bei Kindern im späteren Verlauf statistisch häufiger Atemwegsallergien und positive Allergietests auf dieses Allergen gesehen. Bei einem Kind, das bereits im Säuglingsalter eine Neurodermitis entwickelt hat, kann möglicherweise auch ohne bereits bestehende nachweisbare Sensibilisierung eine Meidung der Belastung mit Hausstaubmilbenallergen einen positiven präventiven Effekt haben: indem diese Sensibilisierung und damit ihr verschlechternder Einfluß auf die schon bestehende Erkrankung vermindert oder verzögert wird.

Einen nachgewiesenen schützenden Effekt haben häufiges Lüften sowie milben- und milbenallergendichte Matratzen- und Bettbezüge, denn die Milben halten sich bevorzugt in Betten auf, da sie sich vorwiegend von Hautschuppen ernähren. Empfohlen werden synthetische Bett- und Kopfkissenfüllungen, auf Federbetten und Schafwolleinlagen sollte verzichtet werden. Umstritten ist der Einsatz von chemischen Mitteln (sog. Akarizide) zur Abtötung der Milben. Waschen bei 60 Grad tötet Hausstaubmilben in Textilien und Bettfüllungen zuverlässig ab.

## Sonne, Sonnenallergie, Hautkrebs

Im Falle regelmäßiger Verschlechterung im Sommer muß nicht nur an eine unspezifisch durch Hitze oder UV-Strahlen hervorgerufene Form, sondern auch an eine pollenallergische ekzemhervorrufende Reaktion gedacht werden (s. S. 21).

Sogenannte *Sonnenallergien* können durch chemische Lichtschutzfaktoren in Sonnencremes als Kontaktallergie oder als photoallergische bzw. phototoxische Reaktion, auch im Zusammenhang mit Tabletteneinnahme, ausgelöst werden. Emulgatoren und Salbengrundlagen sind als Auslöser möglich, aber auch die reine UV-Strahlung bestimmter Wellenlängen kann zum Ausbruch eines Ekzems führen. Eine angemessene allergologische Abklärung ist in jedem Fall erforderlich.

Ein erhöhtes Hautkrebsrisiko besteht bei Menschen mit Neurodermitis nicht. Dennoch sollte wie bei Hautgesunden die Sonne mit Maß und Verstand genossen werden. Auch wenn ein Patient mit Neurodermitis die Erfahrung gemacht hat, daß sich sein Ekzem in der Sonne bessert, ist eine exzessive Belichtung sowohl in der natürlichen Sonne als auch in Bestrahlungskabinen zu vermeiden. Die unkontrollierte und häufige Bestrahlung in Sonnenstudios ist nicht empfehlenswert, besonders Kinder gehören nicht auf „Sonnenbänke" oder ungeschützt in die natürliche Sonne, zumal heute bekannt ist, daß gerade die Sonnenbrände in der Kindheit später das Hautkrebsrisiko erhöhen können.

# 11. Moderner „Westlicher Lebensstil" und Allergien – Die „Urwaldhypothese"

Allergien haben in den letzten Jahrzehnten dramatisch an Häufigkeit zugenommen; darüber besteht unter den Experten kein Zweifel mehr. Und sie scheinen noch weiter zuzunehmen, jedenfalls zeigen das die derzeitigen Daten. Während in den 50er Jahren ca. 1–2 % Allergiker in der Bevölkerung geschätzt wurden, sind es in den 90er Jahren 10–20 % bei vorsichtiger Schätzung, wahrscheinlich sogar wesentlich mehr.

Die Ursache für diese Zunahme ist unklar, es gibt lediglich Denkmöglichkeiten („Hypothesen"). Wenn Ihnen jemand erzählt, er wisse, warum die Allergien zunehmen, glauben Sie ihm nicht, er vertritt nur seine Lieblingshypothese! Unter den zahlreichen Erklärungsmöglichkeiten, für die mehr oder weniger plausible Untersuchungsergebnisse aus epidemiologischen, klinischen oder experimentellen Studien exisitieren, ist die von Johannes Ring 1980 so bezeichnete die „Urwaldhypothese" favorisierte Erklärung. Der Gedankengang ist folgender:

Hieß es anfangs: „Das Immunglobulin E ist nur für die Allergologen gut, es hat sonst keine sinnvolle Funktion", so ist diese Auffassung heute überholt. Nach Untersuchungen aus Frankreich weiß man, daß in der Evolution die IgE-Reaktion der Träger der Abwehrreaktionen gegen ganz grobe Eindringlinge war, nämlich gegen Parasiten und Würmer etc. Dies wird verständlich, wenn wir die Symptome allergischer Erkrankungen betrachten: Eindringlinge in der Nase oder Lunge werden durch Niesen bzw. Husten und Schleimsekretion beseitigt. Im Darm gibt es eine massive Kontraktion (Verkrampfung) und explosionsartige Durchfälle. An der Haut entsteht Juckreiz, der über den Kratzeffekt zur Entfernung des Eindringlings führt. Die IgE-Reaktion ist also die Abwehrtruppe „fürs Grobe". Nun haben wir erfreulicherweise durch zunehmende Hygiene in unserer modernen westlichen Gesellschaft fast keine Parasiten mehr. Früher hatten alle Kinder Würmer, heute findet man dies nur noch relativ selten. Die Erreger fehlen, das waffenstarrende Abwehrsystem jedoch ist nach wie vor vorhanden. Und wie bei jeder gut gepflegten Armee ohne Gegner besteht die Gefahr, daß man sich neue Gegner sucht, in diesem Fall völlig unschuldige (wie z. B. Pollen), auf die man eindrischt und dadurch krank wird. Die Krankheit entsteht also nicht durch den Erreger, sondern durch die starke Reaktion des Körpers, im übertragenen Sinne eine „wild gewordene und ungezügelte Polizei". Unterstützt wird diese Überlegung durch Befunde aus dem südamerikanischen Urwald, wo es Indianerstämme gibt, die in ihrem Blut extrem hohe Werte von Immunglobulin E aufweisen, wie man sie in Europa nur bei ganz wenigen Patienten mit schwersten Allergien findet; dabei existieren bei diesen Indianerstämmen keine allergischen Erkrankungen, aber fast alle sind verwurmt.

Ferner gibt es verschiedene Studien, die zeigen, daß schwere Infektionskrankheiten in der frühen Jugend unter Umständen einen schützenden Effekt im Hinblick auf die Entwicklung von Allergien haben können.

All diese Überlegungen stellen allerdings lediglich Analogieschlüsse dar und haben keinerlei Beweiskraft! Dennoch erlaubt die „Urwaldhypothese" ein gewisses Verständnis für die Zunahme der Allergien und bietet als Denkmöglichkeit eine Fülle von interessanten Fragestellungen für weitere Forschungsarbeiten.

Es folgt daraus auch, daß das Merkmal „Allergie" in der Vergangenheit offenbar keinen Selektionsnachteil bedeutete. Ebenso sollten wir uns davor hüten, das Immunglobulin E nur als „bösen Buben" zu betrachten und von einer „Welt ohne IgE" als absolut gesund und allergiefrei zu träumen.

# 12. Mit Neurodermitis kann man leben!

Zum Abschluß wollen wir bei aller gebotenen Zurückhaltung darauf hinweisen, daß aus psychologischer Sicht darauf geachtet werden sollte, daß die Erkrankung nicht zum übermächtigen und alles im Leben bestimmenden Faktor wird. Die Entwicklung einer Neurodermitis ist nicht das Produkt persönlicher „Schuld" – weder eigener noch der der Mutter –, sondern beruht auf einer Vielzahl erblicher und umweltbedingter Faktoren.

Es gibt im Einzelfall oft die Möglichkeit, einen „Traumberuf" mit geeigneten Hautschutzmaßnahmen trotz theoretisch schlechter Prognose auszuüben, und das bei guter Lebensqualität. Und es gibt auch zahlreiche Neurodermitiker, die glückliche und symptomlose Hundebesitzer sind. Ein Ekzem in den Arm- oder Beinbeugen kann auch einmal in Phasen höchsten persönlichen Glückes ausbrechen, ohne dieses nachhaltig zu trüben.

Wichtig ist die Erkenntnis, daß Menschen mit Neurodermitis und anderen atopischen Erkrankungen ihrem Schicksal nicht hilflos ausgeliefert sind. Dies zu vermitteln ist der Sinn dieses Leitfadens. In vertrauensvoller Zusammenarbeit mit dem Hautarzt, der das Bindeglied zwischen Wissenschaftlern und Betroffenen darstellt, ist es möglich, auch in schwierigen Phasen Lebensmut, Lebensfreude und Arbeitsfähigkeit zu bewahren. Neue, wissenschaftlich geprüfte Therapieansätze werden immer wieder entwickelt und den Patienten zur Verfügung gestellt, auch wenn das alle selig machende Universal-Heilmittel zugegebenermaßen noch nicht erfunden ist!

# Anhang

# Definition allergologisch relevanter Begriffe (Glossar)

*Allergie:* Krankmachende Überempfindlichkeit aufgrund immunologischer Sensibilisierung.

*Anaphylaxie:* Maximalvariante einer akuten allergischen Sofortreaktion (meistens IgE vermittelt).

*Atopie:* Familiär auftretende Neigung zur Entwicklung bestimmter Krankheiten (allergisches Asthma bronchiale, allergischer Schnupfen, Neurodermitis) auf dem Boden einer Überempfindlichkeit von Haut und Schleimhäuten gegen Umweltstoffe, verbunden mit vermehrter IgE-Produktion und/oder veränderter unspezifischer Reaktivität.

*Empfindlichkeit:* Normale Reizbeantwortung.

*Idiosynkrasie:* Nicht-immunologische Überempfindlichkeit ohne Bezug zur pharmakologischen Toxizität.

*Intoleranz:* Überempfindlichkeit im Sinne der pharmakologischen Toxizität.

*Intoxikation:* Reaktion auf die normale, pharmakologische Toxizität.

*Pseudo-Allergie:* Nicht-immunologische Überempfindlichkeit mit klinischen Symptomen, die allergischen Erkrankungen entsprechen.

*Sensibilisierung:* Verstärkung der Empfindlichkeit nach wiederholtem Kontakt.

*Toxizität:* Normale Giftigkeit einer Substanz.

*Überempfindlichkeit:* Eine das normale Maß übersteigende Reizbeantwortung.

# Pollenflugkalender

| Pflanze | Jan. | Febr. | März | April | Mai | Juni | Juli | Aug. | Sept. | Okt. | Nov./Dez. |
|---|---|---|---|---|---|---|---|---|---|---|---|
| Erle | | x | x | x | | | | | | | |
| Hasel | | x | x | x | | | | | | | |
| Ulme | | | x | x | | | | | | | |
| Pappel | | | x | x | x | | | | | | |
| Weide | | | x | x | x | | | | | | |
| Birke | | | | x | x | | | | | | |
| Eiche | | | | x | x | | | | | | |
| Esche | | | | x | x | | | | | | |
| Flieder | | | | x | x | | | | | | |
| Platane | | | | | x | x | | | | | |
| Löwenzahn | | | | x | x | x | x | | | | |
| Raps | | | | x | x | x | x | x | | | |
| Hopfen | | | | | | x | | | | | |
| Holunder | | | | | x | x | | | | | |
| Hafer | | | | | x | x | x | | | | |
| Roggen | | | | | x | x | x | | | | |
| Weizen | | | | | x | x | x | | | | |
| Spitzwegerich | | | | | x | x | x | x | | | |
| Gräser | | | | | x | x | x | x | x | | |
| Gerste | | | | | | x | x | | | | |
| Linde | | | | | | x | x | | | | |
| Beifuß | | | | | | x | x | x | | | |
| Mais | | | | | | x | x | x | | | |
| Brennessel | | | | | | x | x | x | x | x | |
| Gänsefuß | | | | | | x | x | x | x | x | |

# Pollenassoziierte Nahrungsmittelallergene – Kreuzallergien

## Pollensensibilisierung gegen Birke, Erle, Hasel (Betulaceae)

Major-Allergen Bet v 1 (hitzelabil)
*Rosengewächse* (Rosaceae): Apfel, Birne, Pfirsich, Aprikose, Kirsche, Mandel
*Nachtschattengewächse* (Solanaceae): Tomate, Kartoffel, Paprika, Aubergine (roh)
*Doldenblütler* (Umbelliferae, Apiaceae): Sellerieknolle (roh), Karotte (roh), Fenchel, Dill, Anis, Kümmel, Koriander, Liebstöckel
*Liliengewächse* (Alliaceae): Lauch
*Lorbeergewächse* (Actinidiaceae): Kiwi, Litschi, Avokado
*Sumachgewächse* (Anacardiaceae): Mango, Pistazie, Cashewnuß

Minor-Allergen Bet v 2 (hitzestabil)
*Lippenblütler* (Lamiaceae): Basilikum, Majoran, Oregano, Thymian
*Haselgewächse* (Corylaceae): Haselnuß
*Walnußgewächse* (Juglandaceae): Walnuß
*Doldenblütler* (Umbelliferae, Apiaceae): Sellerie, Stangensellerie, Karotte (roh und gekocht)
*Nachtschattengewächse* (Solanaceae): Tomate, Paprika, Aubergine, Kartoffel (roh und gekocht)

## Pollensensibilisierung gegen Beifuß (Compositae-Asteraceae)

*Doldenblütler* (Umbelliferae, Apiaceae): Sellerie (roh und gekocht), Stangensellerie, Kümmel, Anis, Dill, Koriander, Liebstöckel, Karotte, Fenchel
*Liliengewächse* (Alliaceae): Lauch
*Lippenblütler* (Lamiaceae): Basilikum, Majoran, Oregano, Thymian (hitzestabil)
*Pfeffergewächse* (Piperaceae): schwarzer und grüner Pfeffer
*Nachtschattengewächse* (Solanaceae): Paprika, Chili, Tomate, Sellerie
*Lorbeergewächse* (Actinidiaceae): Kiwi, Litschi, Avokado
*Sumachgewächse* (Anacardiaceae): Mango, Pistazie, Cashewnuß
*Kürbisgewächse* (Cucurbitaceae): Gurke, Melone, Zucchini
*Bananengewächse* (Musaceae): Banane

### Pollensensibilisierung gegen Gräser- und Getreidepollen

*Nachtschattengewächse* (Solanaceae): Tomate
*Lippenblütler* (Lamiaceae): Pfefferminze
*Hülsenfrüchte*: Soja, Erdnuß (hitzestabil), Erbsen, Bohnen, Linsen (hitzelabil)

### Latexallergie

Banane, Avokado, Marone, Kiwi, Buchweizen

# Lebensmittelzusatzstoffe und ihre E-Nummern
## (nach J. Ring, 1988)

| Farbstoffe | Nummer |
|---|---|
| Lactoflavin (Riboflavin) | E 101 |
| Beta-Carotin | E 160 a |
| Zuckerkulör | E 150 |
| Silber | E 174 |
| Gold | E 175 |
| Kurkumin | E 100 |
| Tartrazin | E 102 |
| Chinolingelb | E 104 |
| Riboflavin-5-phosphat | E 106 |
| Gelborange S | E 110 |
| Echtes Karmin (Karminsäure, Cochenille) | E 120 |
| Azorubin | E 122 |
| Amaranth | E 123 |
| Cochenillerot A (Ponceau 4 R) | E 124 |
| Erythrosin | E 127 |
| Patentblau V | E 131 |
| Indigotin I (Indigo-Karmin) | E 132 |
| Chlorophylle | E 140 |
| Kupferhaltige Komplexe der Chlorophylle und Chlorophylline | E 141 |
| Brillantsäuregrün BS (Lisamingrün) | E 142 |
| Brillantschwarz BN | E 151 |
| Carbo medicinalis vegetabilis | E 153 |
| Alpha-Caroten, Gamma-Caroten | E 160 a |
| Bixin, Norbixin (Annatto, Orlean) | E 160 b |
| Capsanthin, Capsorubin | E 160 c |
| Lycopin | E 160 d |
| Beta-Apo-8'-Carotenal | E 160 e |
| Beta-Apo-8'-Carotensäure-äthylester | E 160 f |

| Farbstoffe | Nummer |
|---|---|
| Xantophylle | E 161 |
| Flavoxanthin | E 161 a |
| Lutein | E 161 b |
| Kryptoxanthin | E 161 c |
| Rubixanthin | E 161 d |
| Violaxanthin | E 161 e |
| Rhodoxanthin | E 161 f |
| Canthaxanthin | E 161 g |
| Beetenrot, Betanin | E 162 |
| Anthocyane | E 163 |
| Aluminium | E 173 |
| Kalziumkarbonat | E 170 |
| Titandioxid | E 171 |
| Eisenoxide und -hydroxide | E 172 |

| Konservierungsmittel | Nummer |
|---|---|
| Sorbinsäure | E 200 |
| Natriumsorbat | E 201 |
| Kaliumsorbat | E 202 |
| Kalziumsorbat | E 203 |
| Benzoesäure | E 210 |
| Natriumbenzoat | E 211 |
| Kaliumbenzoat | E 212 |
| Kalziumbenzoat | E 213 |
| para-Hydroxibenzoesäure-äthylester | E 214 |
| para-Hydroxibenzoesäure-äthylester-Natriumverbindung | E 215 |
| para-Hydroxibenzoesäure-n-propylester | E 216 |
| para-Hydroxibenzoesäure-n-propylester-Natriumverbindung | E 217 |
| para-Hydroxibenzoesäure-methylester | E 218 |

| Konservierungsmittel | Nummer |
|---|---|
| para-Hydroxibenzoesäure-methylester-Natriumverbindung | E 219 |
| Schwefeldioxid, schweflige Säure | E 220 |
| Natriumsulfit | E 221 |
| Natriumhydrogensulfit (Natriumbisulfit) | E 222 |
| Natriumdisulfit (Natriumpyrosulfit oder Natriummetabisulfit) | E 224 |
| Kaliumdisulfit (Kaliumpyrosulfit oder Kaliummetabisulfit) | E 224 |
| Kalziumsulfit | E 226 |
| Kalziumhydrogensulfit | E 227 |
| Ameisensäure | E 236 |
| Natriumformiat | E 237 |
| Kalziumformiat | E 238 |
| Propionsäure | E 280 |
| Natriumpropionat | E 281 |
| Kalziumpropionat | E 282 |
| Kaliumpropionat | E 283 |
| Biphenyl (Diphenyl) | E 230 |
| Orthophenylphenol | E 231 |
| Natrium-orthophenyl-phenolat | E 232 |
| Thiabendazol (2-(4-Thiazolyl)-Benzimidazol) | E 233 |

| Antioxidantien | Nummer |
|---|---|
| Propylgallat | E 310 |
| Octylgallat | E 311 |
| Dodecylgallat | E 312 |
| Butylhydroxianisol (BHA) | E 320 |
| Butylhydroxitoluol (BHT) | E 321 |
| Ascorbate (Salze der L-Ascorbinsäure) | |
| L-Ascorbinsäure | E 300 |
| Natrium-L-ascorbat | E 301 |
| Kalium-L-ascorbat | – |
| Kalzium-L-ascorbat | E 302 |

| Antioxidantien | Nummer |
|---|---|
| Zitrate (Salze der Zitronensäure) | |
| Zitronensäure | E 330 |
| Natriumzitrate | E 331 |
| Kaliumzitrate | E 332 |
| Kalziumzitrate | E 333 |
| Laktate (Salze der Milchsäure) | |
| Milchsäure | E 270 |
| Natriumlaktat | E 325 |
| Kaliumlaktat | E 326 |
| Kalziumlaktat | E 327 |
| Lecithine | E 322 |
| Mono- und Diglyzeride von Speisefettsäuren, verestert mit Zitronensäure | E 472 c |
| Orthophosphate (Salze der Orthophosporsäure) | |
| Natriumorthophosphate | E 339 |
| Kaliumorthophosphate | E 340 |
| Kalziumorthophosphate | E 341 |
| 6-Palmitoyl-L-ascorbinsäure | E 304 |
| Tartrate (Salze der L(+)Weinsäure) | |
| L(+)Weinsäure | E 334 |
| Natriumtartrate | E 335 |
| Kaliumtartrate | E 336 |
| Kalium-Natriumtartrat | E 337 |
| Tocopherole | |
| gamma-Tocopherol, synthetisches | E 303 |
| delta-Tocopherol, synthetisches | E 309 |
| Tocopherolacetat | – |
| stark tocopherolhaltige Extrakte natürlichen Ursprungs | E 306 |
| alpha-Tocopherol, synthetisches | E 307 |
| beta-Tocopherol, synthetisches | – |

| Trägerstoffe | Nummer | Trägerstoffe | Nummer |
|---|---|---|---|
| Alginate | | Magnesiumstearat | – |
| Ammoniumalginat | E 403 | Äthylzellulose | – |
| Kaliumalginat | E 402 | Benzylalkohol | – |
| Natriumalginat | E 401 | Kolophonium | – |
| Bienenwachs | – | Kopal | – |
| Glyzerin | E 422 | Milchsäure-äthylester | – |
| Natriumkarbonat | – | Schellack | |
| Natriumhydrogenkarbonat | – | 6-Palmitoyl- | |
| Natriumsulfat | – | L-ascorbinsäure | E 304 |
| Pektine | E 440 | Carrageen | E 407 |
| Sorbit | E 420 | Gummi arabicum | E 414 |
| Hartparaffin | – | | |

# Inhalte von Schulungsprogrammen bei Neurodermitis (Auswahl)

*Informationsvermittlung*

- Funktion und Physiologie des Hautorgans
- Funktion und Physiologie des Immunsystems
- Pathophysiologie des Hautorgans
- Pathophysiologie der allergischen Reaktion
- Allergene und Irritantien
- Klinische Ausprägung der Erkrankung
- Epidemiologie
- Diagnostische Maßnahmen
- Therapie
- Prognose
- Lebensführung (z. B. Wohnraumgestaltung, Diät, Kleidung)
- Beruf
- Psychosomatische Aspekte

*Vermittlung von Techniken*

- Hautpflege
- Hautbehandlung
- Geeignete Kosmetika
- Kleidung

*Diätmaßnahmen*

- Beratung
- Anleitung

*Selbstbeobachtung*

- Ursachensuche
- Auslösende Faktoren
- Erkennung von Frühsymptomen

*Förderung der Eigenverantwortung*

- Verbesserung der Mitarbeit
- Einordnung ins soziale Umfeld, Eltern-Kind-Beziehung
- Abbau von Angst und Minderwertigkeitsgefühlen

# Diätempfehlung bei Allergie gegen Hühnereiproteine

Folgende Begriffe können auf die Verwendung von Ei hinweisen:
Ei, Eiprodukt, Vollei, Eigelb, Eiweiß, Eipulver, Protein, Eiprotein, tierisches Eiweiß, Fremdprotein, Eiklar, Flüssigei, Flüssigeiklar, Flüssigeigelb, Gefrierei, Gefriereiklar, Gefriereiweiß, Trockenei, Trockeneiklar, Trockeneiweiß, Trockeneigelb, Eiöl, Lecithin (kann auch pflanzlichen Ursprungs sein), E 322, Stabilisatoren, Emulgatoren

## Milch und Milchprodukte

*nicht geeignet:*
Milchshakes mit Lecithinzusatz
Cremeeis
Fruchteis
Milchspeiseeis mit Ei
Speiseeispulver mit Eipulver
Italienisches Eis aus der Eisdiele

*geeignet:*
Milch
Käse
Joghurt
Sauermilch
Quark
Buttermilch
Sahne/Sauerrahm
Frischkäse
Eiscreme ohne Ei
Einfacheiscreme ohne Ei
Kunstspeiseeis

## Fleischerzeugnisse/Wurstwaren

*nicht geeignet:*
Aspik/Sülze
Corned beef
zubereitetes Hackfleisch
(Hamburger, Frikadellen etc.)
Fleisch paniert
Fisch paniert

*geeignet:*
Schinken gekocht/geräuchert
Rohwurst
(Salami, Mettwurst, Teewurst)
Bratenaufschnitt
(Kassler, Putenbrust, Roastbeef)
Thüringer Mett
Hackepeter
Fisch unpaniert
Fleisch unpaniert
Leberwurst, Leberpastete,
Bratwurst, Brühwurst
(sofern ohne Ei-Lecithin)

(Bei abgepackten Wurst-, Fisch- und Fleischwaren auf die Zutatenliste achten, bei unverpackten Wurstsorten den Hersteller fragen.)

## Brotaufstriche

*nicht geeignet:*
Margarine mit Eigelb und Lecithin

*geeignet:*
Margarine ohne Lecithin und Eigelb
Butter
Marmelade
Nußmus
Erdnußcreme
Honig
pflanzliche Brotaufstriche (Zutatenliste)
Nuß-Nougatcreme (Zutatenliste)

## Feinkost

Feinkostsalate, Mayonnaise, Saucen, Ketchup, Dressings:
Bei dieser Produktgruppe muß auf die Zutatenliste geachtet werden.

## Süßwaren

*nicht geeignet:*
Pralinen
Schokoküsse
Zuckerwatte
Makronenmasse
Nougat
weißer Nougat
Türkischer Honig
Schaumwaffeln

*geeignet:*
Fruchtgummi
Lakritz
Fruchtbonbons
Marzipanrohmasse
Brausebonbons
Kaugummi
Popcorn
Schokolade, Karamelbonbons, Kakaopulver, Blockschokolade (sofern ohne Ei-Lecithin)

## Desserts

*nicht geeignet:*
Pudding mit Ei
Pudding mit Schokostückchen
Creme mit Ei (z.B. Mousse)
Italienische Nachspeisen (z.B. Tiramisu)

*geeignet:*
Puddingpulver ohne Ei
Dessertpulver zum Kaltanrühren ohne Eipulver
Fruchtkaltschale
Fruchtquark
Fruchtjoghurt
Grütze
Fertigpudding ohne Ei

## Getreide und Getreideprodukte

*nicht geeignet:*
Pumpernickel
Grahambrot
Zwieback
süße Brötchen
Kuchen
Kekse mit Ei
Torten
Kleingebäck
Biskuit
Brandteig
Rührteig
Eischwerteig
Strudelteig
Waffeln
Baisers/Meringen
Lebkuchen
Russisches Brot
Lecithinteigwaren
Paniermehl
Backmischungen

*geeignet:*
Vollkornbrot
Vollkornbrötchen
Vollkornzwieback
Knäckebrot
Kuchen mit Ei-Ersatz
Kekse ohne Ei
Hefeteig ohne Ei
Salzgebäck
Getreideflocken
Müsli
Rahmblätterteig
Quarkölteig
Mürbeteig ohneEi
Lebkuchenteig ohne Ei
Diätgebäck ohne Ei
Italienische Hartweizengrießnudeln ohne Ei
Sojanudeln
Vollkornnudeln ohne Ei
Vollreiswaffeln
Corn-flakes
Schwedenbrötli

(Brotkruste und Hefegebäck können mit Eiweiß glasiert sein. Achtung, das Gebäck glänzt! Bei Gebäck und Brot nachfragen, ob diese mit Backmittel hergestellt wurden. Backmittel sind Mischungen, die Eibestandteile (z. B. auch Eilecithin) enthalten können. Bei abgepacktem Brot und Gebäck Zutatenliste beachten. Es gibt auch Waffeln und Kekse ohne Ei und Eilecithin. Hersteller nach Lecithinquelle fragen. Vollkornprodukte und -brötchen aus dem Reformhaus werden ohne Backmittel hergestellt.)

## Getränke

*nicht geeignet:*
Traubensaft
Mischgetränke mit Lecithinzusatz
Ovomaltine

*geeignet:*
Mineralwasser
Frucht- und Kräutertees
Fruchtsäfte (ungeklärt)

## Fertigprodukte (Tiefkühlwaren, Konserven, Trockenprodukte)

*nicht geeignet:*
Trockensuppen mit Ei (Lecithin)
Suppenkonserven mit Ei
Panierte Produkte
Trockensaucen mit Ei
Mayonnaisen, Remouladen
Tomatenketchup
Brühen, klare Suppen, Gemüsebrühen
Bratlinge mit Eizusatz
Tiefkühlgebäck (Pizza, Kuchen, Torten)
Tortellini, Ravioli
Kinderfertigmenüs mit Ei und Einudeln
Feinkostsalate
Fertigsaucen (für Salate, Fleisch, Desserts)

*geeignet:*
Tiefkühlgemüse und -obst ohne Zusätze
Suppen, Saucen, Mayonnaise ohne Ei
Dressing auf Sojabasis
Tomatenketchup aus dem Reformhaus
ungeklärte Brühen (Zutatenliste)
Gemüse und Obst in Dosen oder Gläsern ohne Zusatz
Kartoffelprodukte ohne Ei und Lecithin
Bratlinge aus Getreide und Soja
Säuglings- und Kinderfertigmenüs ohne Ei
Sauerkonserven
Pommes frites
reines Weinstein-Backpulver
Tortenguß

# Diätempfehlung bei Allergie gegen Kuhmilcheiweiß

Kuhmilcheiweiß kann sich hinter verschiedenen Produkten bzw. Bezeichnungen verbergen:
Milch, Milchpulver, Molke, Molkenpulver, Kondensmilch, Buttermilch, Kefir, Joghurt, Dickmilch, Quark, Sahne, Creme fraiche, Schmand, Butter, Käse, Milcheiweiß, -protein, Molkeeiweiß, -protein, Casein (Kasein), Caseinate (Kaseinate), Laktalbumin, Laktoglobulin, Lakto..., Milchzucker (Laktose)

Durch spezielle Kombinationen kann das pflanzliche Protein bei Kuhmilchfreier Diät in seiner biologischen Wertigkeit verbessert werden. Kombinationsmöglichkeiten:
Kartoffeln – Ei
Kartoffeln – Rindfleisch
Hülsenfrüchte* – Ei
Hülsenfrüchte – Getreide**/Brot

*Bohnen, Erbsen, Linsen, Sojabohnen, Kichererbsen
**Weizen, Roggen, Hafer, Gerste, Mais, Reis, Hirse, Dinkel/Grünkern

## Milch- und Milchprodukte

*nicht geeignet:*
Kuhmilch (H-Milch, Vorzugsmilch, Rohmilch etc.)
Buttermilch
Dickmilch
Joghurt
Eis
Milchmix
Schmand/Creme fraiche
Quark
Molke
Milchpulver
Milchreis
alle Käsesorten auf Kuhmilchbasis

*geeignet:*
Sojadrink
Mandeldrink
Schafs- und Ziegenmilch
Stutenmilch
hochgradig hydrolysierte Säuglingsnahrung
Sojajoghurt
selbstgemachter Joghurt aus Schafsmilch
Tofu
pflanzliche (vegetarische) Brotaufstriche (Vorsicht, können auch Kuhmilch enthalten!)
Ziegenkäse
Schafskäse

### Fleischerzeugnisse/Wurstwaren

*nicht geeignet:*
Brühwurst
(z. B. Bierschinken, Würstchen, Mortadella, Bockwurst, Wiener Würstchen, Bratwurst, Leberkäse, Fleischwurst)

*geeignet:*
Rohwurst (z. B. Salami, Cervelatwurst, Mettwurst, Teewurst), roher und gekochter Schinken, Corned beef, Bratenaufschnitt
Kochwurst (Leberwurst, Blutwurst, Sülze)

### Brotaufstrich

*nicht geeignet:*
Margarine mit Milcheiweiß
Schokocreme
Nuß-Nougatcreme

*geeignet:*
Margarine ohne Milcheiweiß
Butter (Vollfett)
Erdnußcreme
Honig-Nußcreme
Carob-Creme
(aus den Früchten des Johannisbrotbaumes hergestellt)
Honig
Marmelade
pflanzliche (vegetarische) Brotaufstriche ohne Milchprotein

### Feinkost

Bei dieser Produktgruppe muß besonders auf die Zutatenliste geachtet werden, da die Produkte sehr oft Kuhmilcheiweiß enthalten.

### Getreide und Getreideprodukte

*nicht geeignet:*
Milchbrot und -brötchen
Buttermilchbrötchen
Rosinenbrötchen
Zwieback
Gebäck
Butterkekse
Hefeteig
Quark-Ölteig
Löffelbiskuit
Waffeln
Knäckebrot mit Milch

*geeignet:*
Getreide und Getreideflocken
Vollkornbrotsorten
Fladenbrot
Knäckebrot ohne Milch
Eierteigwaren (Nudeln)
Teig und Kuchen ohne Milchprodukte
Tofu-Ölteig
Pizzateig mit Wasser oder Sojamilch
Biskuit

*nicht geeignet:*
Stollen
Paniermehl
Pizzateig mit Kuhmilch
Sahnetorten etc.
Schokoladenkuchen
Knusper- und Schokomüsli
Müsli mit Joghurtflocken
Müsli mit Milchpulver

*geeignet:*
Blätterteig
Vollreiswaffeln
Schwedenbrötli
Vollkornzwieback
Salzstangen
Nuß- und Früchtemüsli
Corn-flakes

(Bei abgepackten Produkten immer Zutatenliste beachten, sonst Hersteller fragen.)

## Süßwaren

*nicht geeignet:*
Schokolade
alle Süßwaren mit Schokolade
und/oder Milchprodukten
(z. B. Schokoriegel)
Karamelbonbons
Weichlakritzwaren
Schokoküsse

*geeignet:*
Blockschokolade
Carob-Tafel
Marzipan ohne Schokolade
Fruchtgummi ohne Milchschaum
Kaugummi
Fruchtriegel
Hartkaramel ohne Milch und
Sahne
Fruchtbonbons
kaltlösliches Kakaopulver

## Desserts

*nicht geeignet:*
Pudding mit Schokostückchen
Fertigdesserts zum Kaltanrühren
(z. B. Mousse, Cremepulver, Dessertpulver, Softcreme)

*geeignet:*
Puddingpulver und Soßenpulver
zum Kochen
Fruchtkaltschale
Götterspeise
Grütze
Schafsjoghurt
Kompott
frisches Obst
Tiefkühlobst

# Ernährungsempfehlungen für Säuglinge und Kinder mit Neurodermitis

**Basisnahrung**

Milch und Milchersatzprodukte (jeweils der Handelsname)

*ohne Milchprotein mit Sojaprotein:*
6.–12. Lebensmonat:
Lactopriv
Humana SL
Milupa SOM
ProSoybee
Pregomin

1.–5. Lebensjahr:
Humana SL-Spezialbrei
Milupa SOM Spezialbrei

*mit Milchproteinhydrolysat ohne Sojaprotein:*
6.–12. Lebensmonat:
Alfare
Beba HA
Pregestimil
Nutramigen

1.–5. Lebensjahr:
Getreidebreinahrung (z. B. Reis, Grieß, Hafer)

*ohne Milch und ohne Sojaprotein:*
6.–12. Lebensmonat:
Sinlac

1.–5. Lebensjahr:
Sinlac Spezialbrei

**Aufbaunahrung für Säuglinge und Kinder mit Neurodermitis**

ab 6. Lebensmonat:
Kartoffel, reife Birne, Banane, milchproteinfreier Reisbrei

zusätzlich ab 7. Lebensmonat:
Blumenkohl, Spinat, Mangold, süßer Apfel

zusätzlich ab 8. Lebensmonat:
Spargel, Aubergine, Frühkarotte, Wasser- und Honigmelone, Fleisch

zusätzlich ab 10. Lebensmonat:
grüne Bohne, Steckrübe, Gurke, Blattsalat, Aprikose, Pfirsich, Wild, Getreide

zusätzlich ab 1.–3. Lebensjahr:
Erbse, Linse, Mango, Fisch, Ei und eihaltige Produkte

zusätzlich ab 3.–5. Lebensjahr:
Kohlgemüse, Traube

# Adressen von Selbsthilfegruppen

Ansprechpartner sind grundsätzlich die örtlich tätigen Hautärzte sowie die Hautkliniken der Universitäten und städtischen Krankenhäuser.

Deutscher Neurodermitiker-Bund
Spaldingerstraße 210
D-20097 Hamburg
Tel.-Nr.: 040/230810
Fax-Nr.: 040/231008
www.dnb-ev.de
info@dnb-ev.de

Arbeitsgemeinschaft allergiekrankes Kind (AAK)
Nassauerstraße 32
D-35745 Herborn
Tel.-Nr.: 02772/92870
Fax-Nr.: 02772/928748
www.aak.de
aak.ev@t-online.de

Deutscher Allergie- und Asthmabund e.V. (DAAB)
Hindenburgstraße 110
D-41061 Mönchengladbach
Tel.-Nr.: 02161/814940
www.daab.de

Deutsche Haut- und Allergiehilfe e.V.
Gotenstraße164
D-53173 Bonn
Tel.-Nr.: 0228/367910
Fax-Nr.: 0228/3679190

### Österreich

Selbsthilfegruppe für Neurodermitis – Atopisches Ekzem (ATOP)
Bartgasse 7–9
A-1030 Wien
Tel.-Nr.: 0043/22/4331882

### Schweiz

Verein Neurodermitis/Atopisches Ekzem und Asthma (ATOPS)
Postfach 418
CH-4142 Münchenstein
Tel.-Nr.: 0041/61/4117535

## Weiterführende Literatur

Borelli, S., Rakoski, J. (1992): *Neurodermitis*. Falken, Niedernhausen.

Borelli, S., Mayenburg von, J., Polster, E. (1988): *Nahrungsmittelallergien, so ernähren Sie sich richtig!* Falken, Niedernhausen.

Borelli, S., Schnyder, U. W. (1962): *Neurodermitis constitutionalis sive atopica. II. Ätiologie, Pathophysiologie, Pathogenese, Therapie*. In: Miescher, G., Storck, H. (Hrsg.): *Entzündliche Dermatosen I. Handbuch der Haut- und Geschlechtskrankheiten*, Vol. 1/1, S. 254–319. Springer, Berlin.

Braun-Falco, O., Plewig, G., Wolff, H. (1995): *Dermatologie und Venerologie*. 4. Auflage. Springer, Berlin.

Braun-Falco, O., Ring, J. (1984): *Zur Therapie des atopischen Ekzems*. Hautarzt 35: S. 447–454.

Handbuch-*Die Andere Medizin*. Stiftung Warentest Berlin, 4. Auflage 1996.

Hanifin, J. M., Cooper, K. D., Roth, H. L. (1986): *Atopy and atopic dermatitis*. J Am Acad Dermatol 15: 703–706.

Hanifin, J. M., Rajka, G. (1980): *Diagnostic features of atopic dermatitis*. Acta Dermato Venerol (Stockh) 92 (Suppl.): 44–47.

Marsh, D. G., Meyers, D.A., Bias, W.B. (1981): *The epidemiology and genetics of atopic allergy*. N Engl J Med 305: 1551–1559.

Mutius von, E., Fritzsch, F., Weiland, S. et al. (1992): *Prevalence of asthma and allergic disorders among children in united Germany: A descriptive comparison*. BMJ 305: 1395–1399.

Mutius von, E., Dold, S., Wjst, M. et al. (1991): *Münchener Asthma- und Allergiestudie*. Münch Med Wschr 45: S. 675–679.

Przybilla, B., Eberlein, B. (1993): *Das schwere atopische Ekzem: Diagnostik und Therapie:* In: Braun-Falco, O., Plewig, G., Meurer, M. (Hrsg.): *Fortschritte der praktischen Dermatologie und Venerologie*, Bd. 13, S. 229–136. Springer, Berlin.

Ring, J. (Hrsg) (1991): *Epidemiologie allergischer Erkrankungen*. MMV Medizin, München.

Ring, J. (1988): *Angewandte Allergologie*. 2. Auflage. MMV Medizin, München.

Ring, J. (1984): *Nahrungsmittelallergie und atopisches Ekzem*. Allergologie 7: S. 300–306.

Ring, J. (1983): *Was ist Atopie?* S. 103–111, In: Braun-Falco, O., Burg, G. (Hrsg.): *Fortschritte der praktischen Dermatologie und Venerologie*, Bd. 10. Springer, Berlin.

Rusicka, T., Ring, J., Przybilla, B. (eds.) (1991): *Handbook of atopic eczema*. Springer, Berlin.

Stangier, U., Gieler, U., Ehlers, A. (1996): *Neurodermitis bewältigen*. Springer, Berlin.

# Register

Additiva s. Nahrungsmittelzusatzstoffe
Aeroallergene 39, 44, 49, 62, 94
Agranulozytose 38
Akupunktur 82
Allergene 16, 34 f., 37 f., 44, 48, 86, 88, 89, 93, 108
Allergenexposition, erhöhte 51
Allergenkarenz 41, 61, 88 ff.
Allergen-Lösung 43
Allergie 11, 27–49, 96 f., 99
Allergiediagnostik 47 f., 85, 90
Allergierisiko 88
Allergietypen 38
allergischer Schock 81, s. a. Anaphylaxie
Alternativmedizin 76–85
Alveolitis 38
Amalgam 54
Anamnese 39 ff., 44 f., 47 f.
Anaphylaxie 38, 41
Antibiotika 19, 73 f.
Antigene 43
Antigen-Erkennung 37
Antihistaminika 41, 73
Antikörper s. Immunglobulin E
antimikrobielle Behandlung 73 f.
Antioxidantien 106
Antiseptika 73
Arzneimittelallergie 47
Arzneimittelexanthem 38
Asthma bronchiale, allergisches 24 f., 27, 31, 52, 93 f.
Atemnot 38
Atemwegserkrankungen, allergische 29, 37, 94
Atopie 12, 30 f., 34, 99
Atopie-Patch-Test 44, 49
Atopie-Risiko 62, 86, 88
Auslaßversuche 47, s.a. Elimination

Autoabgase 28, 52
Autoimmunerkrankungen 30, 38

Bakterien 18 f., 35
Barrierefunktion der Haut 15 f., 19, 36
Basisbehandlung 63, 74
Berufswahl 62 f., 93, 97
Beugenekzem 22, 97
Bindehautentzündung 31, 94, s. a. Rhinokonjunktivitis
Bioresonanz 84 f.
Bronchospasmus 35
B-Zellen 32, 34

CD4-T-Zellen 37
Ceramide s. Hautfette
Cyclosporin-A(CyA)-Behandlung 75

Dermographismus 23, 58
Diagnosestellung 23 f., 38
diagnostische Diäten 47
Diäten 108
   Eliminationsdiät 48, 90
   Expositionsdiät 90
   Suchdiät 90
   Weglaßdiät 46
Diätempfehlungen 109–117
Diättagebuch 48
Dieselruß 29, 53
Dioxin 54

E-Nummern 105 ff.
Ekzem 11 f., s.a. Beugenekzem, Handekzem, Kontaktekzem
   akutes – 11
   atopisches – 12, 31
   chronisches - 11
   endogenes - 12
Ekzema herpeticatum 22
Ekzemschübe 39, 89, s. a. Schübe

Elektroakupunktur nach Voll 84 f.
Elimination 46
Eliminationsdiät 48, 90
Entgiftung 84
Enzyme-Linked-Immuno-Sorbens-
 Assay (ELISA) 45
Epikutantest 41, 43 f.
Erythem 42
Exposition 61
Expositionsdiät 90

Familienstruktur 57, 59, 108
Farbstoffe 48, 90, 105
Farmerlunge 38
Fernöstliche Therapieverfahren
 82 f.
fett-feuchte Behandlung 69
Feuchtigkeit der Haut 17
Fieberbläschen 22
Formalin 54

genetische Disposition 86
Genscreening 86
Glukokortikosteroide 65
Glycerin 67 f.
Granulome 38

Handekzem 23
Harnstoff 63 f.
Hausstaubmilben 40, 44 f., 51 f.,
 61, 72, 88 f., 94
Haustiere s. Tierhaare
Hausstaubsanierung 49
Haut 11, 14 ff., 108
 Hornschicht 15 f., 65, 68
 Lederhaut 11, 14 f.
 Oberhaut 11, 14 ff.
 Permeabilität 15
 Unterhaut 14
Hautfette 16 f., 19, 56, 68
Hautflora 19
Hautkrebs 70, 95
Hautpflege 44, 62, 89, 91, 108
Hauttestreaktionen 34
Hauttestung 39, 45, 47 f., 90

Heliotherapie 73,
 s. a. Sonnenbestrahlung
Hertoghe-Zeichen 23
Heuschnupfen 24 f., 27, 31, 53
Histamin 18, 34, 42
Holzschutzmittel 54
Homöopathie 78, 81 f.
Hühnereiweiß 87, 107–111
Husten 35, 96

Ichthyosis-Hände u. -Füße 23
Immunantwort 31 ff.
Immunglobulin E (IgE) 29, 32,
 44 f., 47, 87, 96 f.
 -Bildung 31, 36 f.
 -Reaktion 96
 -Synthese, erhöhte 50
Immunität 30 f., 56
Immunkomplexe 38
Immunmarker 24
Immunreaktionen 31, 84
Immunschwäche 35, 84
Immunsystem 14, 16, 18 f., 30, 43,
 65, 75, 84, 95 f., 108
Immuntoleranz 30
Innenraumallergene 61
Interferon(IFN)-Therapie 74
Interleukine 37, 74
Interventionsbehandlung 74
Intrakutantest 41, 43
In-vitro-Diagnostik 40, 44, 47 f.,
 90
Irritantien 62 f., 86, 89, 93,
 108

Jahreszeitliche Abhängigkeit
 20
Juckreiz 9, 11 f., 14, 20, 35, 57,
 63, 67, 69, 92, 96

Keime 18 f., 74
Keratinozyten 16
Kinesiologie 84 f.
Klimatherapie 71 f.
Klinische Ökologie 83 f.

Knochenmark 16, 32
Knötchenbildung 11, 38
Kohlenmonoxid 52
Konjunktivitis 94
Konservierungsstoffe 48 f., 90, 105 f.
Kontaktallergie 36, 41, 49, 95
Kontaktekzem, allergisches 11, 36, 38, 44
Kortikosteroide 65 f., 71
Kortison 65 ff., 70, 72 f., 82
Kortisonallergie 67
Kortisonentzug 68
Kreuzallergien 40 f., 103 f.
Kuhmilch s. Milch

Laboruntersuchungen
  s. In-vitro-Diagnostik
Langerhans-Zellen 16, 32 f.
Leukotriene 18
Leukozyten 34
Lichenifikation 22
Lippenekzem 23
Lokalanästhetika 20, 36
Luftverschmutzung 28 f., 52 f.,
  s. a. Umwelt
Lymphknoten 32
Lymphozyten 31 ff.
  B-Zellen 32, 34
  CD4-T-Zellen 37
  T-Helfer-Zellen 32, 34, 37
  T-Zellen 32, 34, 36, 38, 87
  T-Suppressor-Zellen 32 f., 36

Makrophagen 32 f., 38
Mastzellen 34 f.
Mediatoren 18, 35
meditative Entspannungsformen 82
Milch u. Milchprodukte 46, 48, 87 f., 109, 113–116
Milchschorf 20 ff.
Mutter-Kind-Interaktion 57, 59

Nahrungsmittelallergene 39 f., 42, 46–49, 62, 87–90, 103 f.
Nahrungsmittelallergie 46–49, 83, 92
Nahrungsmittelzusatzstoffe 46, 48, 89 f., 105 ff.
Nässen der Haut 11
Naturheilkunde 76,
  s. a. Alternativmedizin
Nesselsucht 38
Neurotransmitter 18, 56
Nickelallergie 11, 36

Ödem 35
Ölbäder 63 f.
Öl-in-Wasser-Emulsion 91
Ozon 28 f., 52

Papier-Radio-Immuno-Sorbens-Test (PRIST) 45
Patienten-Management 75 f.
Pendeln 84 f.
Pflastertest s. Epikutantest
Phototherapie 69 ff.
Phytotherapie 80 f.
Pilze 18 f., 35
Placeboeffekt 78 f.
Placebokontrolle 48, 78 f.
Pollen 29, 39 f., 44 f., 53, 72, 101 f.
Pollenflugkalender 100
Pollenflugsaison 51
Pollensensibilisierung 103 f.
Pricktest 41 f.
Primärprävention 86–89
Provokationsfaktoren 22, 61, 74, 76, 90
Provokationstestung 40, 42, 46 f.
Prurigo Besnier 12, 22 f.
Psoriasis 71
Psyche 18, 20, 55–60
Psychopharmaka 20
Psychosomatik 55–60
PUVA-Behandlung 70

Quaddeln 35, 42 f.

Radio-Allergo-Sorbens-Test
 (RAST) 37, 45 f.
Rauhigkeit der Haut 17, 19, 63
Reibtest 42
Reizmittel s. Irritantien
Rhinokonjunktivitis 31,
 s. a. Bindehautentzündungen
Riechstoffe 49
Rötung der Haut 11, 35

Schieferöle 69
Schimmelpilze 61
Schnupfen 35
Schock, anaphylaktischer
 s. Anaphylaxie
Schockreaktionen 47
Schübe 17, 22, 49, 61
 akuter Schub 64 ff.
Schulmedizin 76 f., 80, 82
Schuppung der Haut 11
Schüttelmixturen 69
Schutzimpfungen 92
Schwefeldioxid 28 f., 52 f.
Scratchtest 41, 43
Screening 46 f., 87
Sebostase s. Trockenheit der Haut
Sekundärprävention 89–95
Selbst-Management 75 f.
Sensibilisierung, IgE-vermittelte 87
Serumkrankheit 38
Sofortreaktion, allergische 34
Sonnenallergie 95
Sonnenbestrahlung 21, 69, 81, 95
Stickoxide 28, 52 f.
Stickstoffdioxid 29
Stoffwechsel 14
Suchdiät 90
Symptomtagebuch 48

Tabakrauch 28 f., 53, 62, 88 f.
Tachyphylaxie 67
Talcum 67 f.

Talgdrüsen 19, s. a. Hautfette
Teere 69
Thesit 69
Thymus 32
T-Helfer-Zellen 32, 34, 37
Tierhaare 40, 49, 61, 88 f., 93
T-Lymphozyten 38, 87
traditionelle chinesische Medizin
 82 f.
Trägerstoffe 107
Triggerfaktoren 39 f.
Trockenheit der Haut 17 f., 22 f.,
 63, 68, 91
Trockenpinselung 67 f.
TRUE-Test 43
T-Suppressor-Zellen 32 f., 36
T-Zellen 32, 34, 36

Umwelt 12–15, 27 f., 39, 50–54,
 62, 83 f.
Umweltkrankheiten 83 f.
Unterlidfalte, doppelte 23
Urwaldhypothese 96 f.
UV-Bestrahlung 21, 70 f., 93, 95

Vaskulitis 38
vegetative Hautfunktionen 18 f.
vegetatives Nervensystem 18, 56,
 58
Viren 35

Wärmeregulation der Haut 14, 16,
 19
Warzenviren 92
Wasser-in-Öl-Emulsion 69, 91
Wasserverlust der Haut 19
Weglaßdiät 46, s. a. Eliminations-
 diät
Wolle-Überempfindlichkeit 36, 62,
 91, 94

Zedernpollenallergie 53
Zinkoxid 67 f.
Zinkschüttelmixtur 67

# Medizin in C. H. Beck Wissen

*Matthias Augustin/Erwin Schöpf*
## Psoriasis
Ursachen und Therapie der Schuppenflechte
1999. 94 Seiten mit 5 Abbildungen und 7 Tabellen. Paperback
(C. H. Beck Wissen in der Beck'schen Reihe Band 2125)

*Joachim Röschke/Klaus Mann*
## Schlaf und Schlafstörungen
1998. 111 Seiten mit 14 Abbildungen und 1 Tabelle. Paperback
(C. H. Beck Wissen in der Beck'schen Reihe Band 2089)

*Günther Sachse*
## Diabetes
Ursachen und Therapien
1998. 101 Seiten mit 10 Abbildungen und 1 Tabelle. Paperback
(C. H. Beck Wissen in der Beck'schen Reihe Band 2086)

*Hans-Uwe Simon*
## Asthma
Ursachen und Therapien
1998. 104 Seiten mit 13 Abbildungen und 5 Tabellen. Paperback
(C. H. Beck Wissen in der Beck'schen Reihe Band 2095)

*Michael Wirsching*
## Psychosomatische Medizin
Konzepte – Krankheitsbilder – Therapien
1996. 118 Seiten. Paperback
(C. H. Beck Wissen in der Beck'schen Reihe Band 2027)

*Kurt Zänker*
## Das Immunsystem des Menschen
Bindeglied zwischen Körper und Seele
1996. 140 Seiten mit 11 Abbildungen und 1 Tabelle. Paperback
(C. H. Beck Wissen in der Beck'schen Reihe Band 2049)

Verlag C. H. Beck München

# Ratgeber Gesundheit in der BsR

*Max Daunderer*
Gifte im Alltag
Wo sie vorkommen, wie sie wirken,
wie man sich dagegen schützt
1. Auflage (dieser Ausg.), für die Beck'sche Reihe
neu überarbeitet 1999. 278 Seiten. Paperback
(Beck'sche Reihe Band 1295)

*Volker Faust*
Seelische Störungen heute
Wie sie sich zeigen und was man tun kann
1999. 382 Seiten. Paperback
(Beck'sche Reihe Band 1287)

*Jutta Hartmann*
Zappelphilipp, Störenfried
Hyperaktive Kinder und ihre Therapie
Mit einem Nachwort von Prof. Dr. Reinhard Lempp.
6., unveränderte Auflage. 1997. 124 Seiten. Paperback
(Beck'sche Reihe Band 333)

*Arnold Lohaus/Johannes Klein-Heßling*
Kinder im Streß
und was Erwachsene dagegen tun können
Mit Illustrationen von Konny Droste
1999. 143 Seiten mit 15 Abbildungen und Checklisten, Fragebogen,
Graphiken und Illustrationen. Paperback
(Beck'sche Reihe Band 1335)

*Ursula Schneider-Wohlfart/Georg Otto Wack (Hrsg.)*
Entspannt sein – Energie haben
Achtzehn Methoden der Körpererfahrung
1993. 234 Seiten. Paperback
(Beck'sche Reihe Band 1029)

Verlag C. H. Beck München

## C.H.BECK ■ WISSEN

in der Beck'schen Reihe

- 2000: Ueding, **Klassische Rhetorik**
- 2001: Mattig, **Die Sonne**
- 2002: Osterhammel, **Kolonialismus**
- 2003: Stemberger, **Jüdische Religion**
- 2004: Wolfram, **Die Germanen**
- 2005: Schmidt, **Der Dreißigjährige Krieg**
- 2006: Bronisch, **Der Suizid**
- 2007: Strian, **Angst und Angstkrankheiten**
- 2008: Schipperges, **Hildegard von Bingen**
- 2009: Clauss, **Kleopatra**
- 2010: Meier-Koll, **Chronobiologie**
- 2011: Mainzer, **Zeit**
- 2012: Bringmann, **Römische Geschichte**
- 2013: Benkert, **Psychopharmaka**
- 2014: Lotze, **Griechische Geschichte**
- 2015: Schmidt-Glintzer, **Das alte China**
- 2016: Schröder, **Englische Geschichte**
- 2017: Burkert/Kippenhahn, **Die Milchstraße**
- 2018: Schubert, **Jüdische Geschichte**
- 2019: Hein, **Die Revolution von 1848/49**
- 2020: Langer, **Leben und Sterben der Sterne**
- 2021: Faroqhi, **Geschichte des Osmanischen Reiches**
- 2022: Benz, **Der Holocaust**
- 2023: Edighoffer, **Die Rosenkreuzer**
- 2024: Kockott, **Die Sexualität des Menschen**
- 2025: Huß, **Karthago**
- 2026: Riese, **Die Maya**
- 2027: Wirsching, **Psychosomatische Medizin**
- 2028: Reinhardt, **Die Medici**
- 2029: Brodersen, **Die Sieben Weltwunder**
- 2030: Hrouda, **Mesopotamien**
- 2031: Kienzler, **Der religiöse Fundamentalismus**
- 2032: Geyer, **Mythos**
- 2033: Feuerlein, **Alkoholismus**
- 2034: Mainzer, **Materie**
- 2035: Prem, **Die Azteken**
- 2036: Strian, **Schmerz**
- 2037: Ladewig, **Sucht und Suchtkrankheiten**
- 2038: Wilhelm, **Informatik**
- 2039: Sinn, **Olympia**
- 2040: Prayon, **Die Etrusker**
- 2041: Winkelmann, **Das frühe Christentum**
- 2042: Clauss, **Konstantin der Große und seine Zeit**

- 2043: Gehrke, **Alexander der Große**
- 2044: Jehne, **Caesar**
- 2045: Stux, **Akupunktur**
- 2046: Schön, **Bakterien**
- 2047: Schneble, **Epilepsie**
- 2049: Zänker, **Das Immunsystem des Menschen**
- 2050: Birg, **Die Weltbevölkerung**
- 2051: Dippel, **Geschichte der USA**
- 2052: Janich, **Was ist Wahrheit?**
- 2053: Schulz, **Romantik**
- 2054: Schorn-Schütte, **Die Reformation**
- 2056: Unschuld, **Chinesische Medizin**
- 2057: Cobet, **Heinrich Schliemann**
- 2058: Schneiders, **Das Zeitalter der Aufklärung**
- 2059: Schrenk, **Die Frühzeit des Menschen**
- 2060: Biesalski, **Vitamine**
- 2061: Mertens, **Psychoanalyse**
- 2062: Schick, **Erdbeben und Vulkane**
- 2063: Möhlmann, **Kometen**
- 2064: Gundermann, **Umwelt und Gesundheit**
- 2065: Denzler, **Das Papsttum**
- 2066: Benkert/Lenzen-Schulte, **Zwangskrankheiten**
- 2067: Weiß, **Bienen und Bienenvölker**
- 2068: Hocker, **Tinnitus**
- 2069: Goenner, **Einsteins Relativitätstheorien**
- 2070: Nowak, **Das Christentum**
- 2071: Beutelspacher, **Geheimsprachen**
- 2072: Müller, **Schamanismus**
- 2073: Clauss, **Das alte Israel**
- 2074: Funke, **Athen in klassischer Zeit**
- 2075: Julien, **Die Inka**
- 2076: Kappeler, **Russische Geschichte**
- 2077: Pieper, **Gut und Böse**
- 2078: North, **Geschichte der Niederlande**
- 2079: Bühring, **Naturheilkunde**
- 2080: Broschinski, **Dinosaurier**
- 2081: Simek, **Die Wikinger**
- 2082: Behringer, **Hexen**
- 2083: Baltrusch, **Sparta**
- 2084: Eck, **Augustus und seine Zeit**
- 2085: Lilie, **Byzanz**
- 2086: Sachse, **Diabetes**
- 2087: Cuntz/Hillert, **Eßstörungen**
- 2088: Funke/Vaterrodt-Plünnecke, **Was ist Intelligenz?**
- 2089: Röschke/Mann, **Schlaf und Schlafstörungen**
- 2090: Weber, **Laser**
- 2091: Müller-Beck, **Die Steinzeit**
- 2092: Barceló, **Hannibal**
- 2093: Gypser, **Homöopathie**
- 2094: Zankl, **Genetik**
- 2095: Simon, **Asthma**

- 2096: Schlich, **Transplantation**
- 2097: Münkler, **Marco Polo**
- 2098: Strian, **Das Herz**
- 2099: Dohmen, **Die Bibel und ihre Auslegung**
- 2100: Bredenkamp, **Lernen, Erinnern, Vergessen**
- 2101: Demandt, **Die Kelten**
- 2102: Hoffmann, **Stauffenberg und der 20. Juli 1944**
- 2103: Blickle, **Der Bauernkrieg**
- 2104: Herrmann, **Antimaterie**
- 2105: Malitz, **Nero**
- 2106: Kloft, **Mysterienkulte der Antike**
- 2107: Wiesehöfer, **Das frühe Persien**
- 2109: Bobzin, **Der Koran**
- 2110: Meissner, **Geschichte der Erde**
- 2111: Bernecker, **Spanische Geschichte**
- 2112: Pfahl-Traughber, **Rechtsextremismus in der Bundesrepublik**
- 2113: Stehr/Storch, **Klima, Wetter, Mensch**
- 2114: Wahrburg/Assmann, **Cholesterin**
- 2116: Vorländer, **Die Verfassung. Idee und Geschichte**
- 2117: Mertens, **Traum und Traumdeutung**
- 2118: Reinhardt, **Geschichte Italiens**
- 2119: Wirsching, **Psychotherapie**
- 2120: Becher, **Karl der Große**
- 2121: Linke, **Das Gehirn**
- 2122: Walther/Walther, **Was ist Licht?**
- 2023: Ring/Zumbusch, **Neurodermitis**
- 2124: Hartmann, **Geschichte Frankreichs**
- 2125: Augustin/Schöpf, **Psoriasis**
- 2126: Schmidt-Glintzer, **Das neue China**
- 2128: Röhrich, **Die politischen Systeme der Welt**
- 2129: Schimmel, **Sufismus**
- 2130: Schorn-Schütte, **Karl V.**
- 2131: Hammel-Kiesow, **Die Hanse**
- 2132: Manthe, **Geschichte des römischen Rechts**
- 2133: Reinalter, **Die Freimaurer**
- 2134: Ueding, **Moderne Rhetorik**
- 2135: Krauss, **Die Engel**
- 2136: Wolters, **Die Römer in Germanien**
- 2137: Sautter, **Geschichte Kanadas**
- 2201: Flothuis, **Mozarts Klavierkonzerte**
- 2202: Schmidt, **Brahms Symphonien**
- 2203: Feder, **Haydns Streichquartette**
- 2204: Flothuis, **Mozarts Streichquartette**
- 2205: Scholz, **Bachs Passionen**